TRAVAIL DU LABORATOIRE DE L'HOPITAL GÉNÉRAL DE DIJON

CONTRIBUTION A L'ÉTUDE
DES
SÉRO-RÉACTIONS DE WASSERMANN
ET DE LEVADITI-LATAPIE

LEUR VALEUR DANS LE DIAGNOSTIC ET LE TRAITEMENT DE LA SYPHILIS

PAR

Le Dr Joseph ROY

LYON
A. REY, IMPRIMEUR-ÉDITEUR DE L'UNIVERSITÉ
4, RUE GENTIL, 4

1915

CONTRIBUTION A L'ÉTUDE

DES

SÉRO-RÉACTIONS DE WASSERMANN

ET DE LEVADITI-LATAPIE

LEUR VALEUR DANS LE DIAGNOSTIC ET LE TRAITEMENT DE LA SYPHILIS

TRAVAIL DU LABORATOIRE DE L'HOPITAL GÉNÉRAL DE DIJON

CONTRIBUTION A L'ÉTUDE

DES

SÉRO-RÉACTIONS DE WASSERMANN

ET DE LEVADITI-LATAPIE

LEUR VALEUR DANS LE DIAGNOSTIC ET LE TRAITEMENT DE LA SYPHILIS

PAR

Le Dr Joseph ROY

LYON

A. REY, IMPRIMEUR-ÉDITEUR DE L'UNIVERSITÉ

4, RUE GENTIL, 4

1915

A MON PÈRE ET A MA MÈRE

A la fin de nos études médicales, c'est pour nous un agréable devoir de témoigner notre reconnaissance à tous ceux qui nous ont prodigué leur enseignement avec une constante bienveillance.

Nous adressons cet hommage de gratitude à nos maîtres de l'Ecole de Médecine de Dijon : à son vénéré directeur, Monsieur le professeur Deroye ; à Messieurs les professeurs Broussole, Baron, Colette, Michaud, Parizot ; à Messieurs les médecins et chirurgiens de l'hopital Perrin, Lucien, Dubart, Brenot, Tasein, Ripault, Gaudemet.

Nous tenons à rendre un hommage spécial à la science et au dévouement de Monsieur le professeur Petitjean *et de* Monsieur le professeur suppléant Leclerc, *qui ont prodigué à notre mère, à l'occasion d'une maladie très grave, les soins les plus heureux et qui nous ont donné à nous et à notre famille, en ces jours d'anxiété, un grand réconfort.*

Monsieur le professeur Gault *a bien voulu nous honorer d'une amicale affection et mettre son laboratoire à notre disposition pour nos recherches personnelles; nous tenons à lui renouveler, en cette occasion, l'assurance de notre dévouement absolu.*

Nous souhaitons à notre camarade et successeur au Laboratoire de Dermatologie, Mademoiselle Jane Eruy, *le meilleur succès dans ses études médicales et ses recherches scientifiques.*

Au cours de cette campagne, nous avons eu l'honneur de servir sous les ordres de Monsieur le professeur Marcel Labbé, *médecin-chef de l'ambulance 4/58, qui a bien voulu nous faire bénéficier, en de nombreuses leçons, de sa haute science clinique et bactériologique : nous l'assurons de notre respectueuse reconnaissance.*

Nous remercions également Messieurs les médecins aides-majors Juillau, *au service duquel nous étions attaché;* Delaunay *et* Baron, *de la sympathie qu'ils nous ont témoignée.*

Nous assurons de notre amitié, fortifiée par des mois d'épreuves, nos camarades, Monsieur Durant, *pharmacien, ancien interne des hôpitaux, et* Monsieur Lefèvre, *étudiant en médecine.*

Monsieur le docteur Longin, *médecin de l'hôpital de Dijon, chef du Service de Dermatologie et chargé du Cours des Maladies syphilitiques et cutanées à l'Ecole de Médecine, nous a confié la charge de son laboratoire et nous a toujours témoigné, pendant les deux années que nous avons passées dans son service, une confiance et une bienveillance entières. C'est sous sa direction que nous avons préparé cette thèse. Nous tenons à lui renouveler aujourd'hui l'expression de notre grande reconnaissance et à l'assurer à nouveau que le souvenir de son enseignement sera le meilleur que nous garderons de notre vie d'étudiant.*

Monsieur le professeur Nicolas *a bien voulu nous faire le grand honneur de présider notre thèse, bien que les idées qui y sont défendues ne soient pas conformes à l'enseignement qu'il professe depuis plusieurs années, inspiré par ses nombreux travaux de laboratoire. Cette nouvelle preuve de haute loyauté scientifique, dont* Monsieur le professeur Nicolas *a si souvent donné l'exemple, et dont nous bénéficions aujourd'hui, sera pour nous un souvenir cher et indélébile.*

CONTRIBUTION A L'ÉTUDE

DES

SÉRO-RÉACTIONS DE WASSERMANN

ET DE LEVADITI-LATAPIE

LEUR VALEUR DANS LE DIAGNOSTIC ET LE TRAITEMENT DE LA SYPHILIS

INTRODUCTION

Avant de commencer l'exposé de nos recherches et des conclusions auxquelles elles nous ont conduit, nous tenons a bien définir la pensée qui a inspiré notre travail et à nous défendre d'avoir l'intention de prendre aucune part aux grandes controverses qui ont été livrées au sujet de la réaction de Wassermann.

Nous voulons seulement apporter une statistique de réactions faites par nous au laboratoire annexé au Service de Dermatologie de l'hôpital de Dijon, et chez des malades que nous avons pu examiner et suivre cliniquement sous la direction de M. Longin.

C'est avec beaucoup d'intérêt que nous avons lu les articles de plusieurs chefs de laboratoire ou cliniciens français ou étrangers, sur la question du Wassermann, parmi lesquels ceux de M. Nicolas et de ses élèves

Charlet et Gaté comptent parmi les plus importants. Ces auteurs, dans des travaux publiés, les uns dans les *Annales de Dermatologie* et portant les titres de : « Variations de la réaction de Wassermann faite en série chez les syphilitiques traités » et de « la Réaction de Wassermann a-t-elle une valeur absolue ? 39 pour 100 de réactions positives chez des non-syphilitiques » ; l'autre, dans le *Lyon Médical*, sous le titre de « A propos de la réactivation de la réaction de Wassermann », ont émis une opinion nouvelle sur la valeur clinique de la réaction.

Nous relevons dans leurs conclusions les phrases suivantes :

« Une réaction de Wassermann négative ne permet pas d'écarter définitivement la syphilis. La réaction n'est pas forcément influencée par le traitement. Celui-ci doit rester systématique et prolongé, quel que soit le caractère de la réaction...

« Une réaction positive ne signifie pas forcément syphilis. Et, dans cette restriction, nous n'englobons pas seulement quelques maladies rares ou faciles à retrouver dans les antécédents, comme la scarlatine, la maladie du sommeil, le paludisme, la lèpre, qu'on sait depuis longtemps susceptibles de donner des réactions positives ; nous croyons qu'un malade atteint d'affection quelconque et même un individu sain, peuvent avoir un Wassermann positif sans syphilis.

« La réaction est enfin plus constante chez les syphilitiques que chez les non-syphilitiques. Un Wassermann, fait deux fois et à un assez long intervalle, s'impose dans les cas suspects. Une réaction constamment positive dans ces conditions doit faire pencher du côté de la syphilis, sans qu'on puisse cependant absolument l'affirmer. »

Et M. Nicolas ajoutait, après avoir présenté son rapport : « Les variations de la réaction ne peuvent en rien servir à édifier le traitement. Une réaction négative ne doit pas faire cesser le traitement, ni autoriser le mariage chez un syphilitique. »

De pareilles déclarations, faites par un syphiligraphe de la valeur du professeur Nicolas et inspirées par de longs et minutieux travaux de laboratoire, doivent être méditées longuement et nous avons tenu à les transcrire au début de ce travail, qui nous a amené à des conclusions sensiblement différentes. Nous ne prétendons, d'ailleurs, pas défendre ces conclusions par d'autre argument que celui de la statistique des réactions que nous avons faites, nous félicitant d'avoir rencontré, à peu près exclusivement, des cas où le Wassermann présentait cette certitude clinique que tous, adversaires ou partisan de la réaction, souhaitent d'obtenir et considèrent comme d'un grand secours pour le médecin traitant.

I

TECHNIQUE SUIVIE DANS NOS RÉACTIONS DE WASSERMANN ET DE LEVADITI-LATAPIE

Notre thèse étant un travail de « spécialiste », nous ne voulons pas résumer la théorie biologique qui est le principe de la réaction de déviation du complément. Nous supposons de même connue de tous la technique générale du Wassermann; nous allons signaler la nature et les doses des réactifs que nous employons.

A. *Antigène syphilitique.* — Nous en avons employé de deux natures. Le premier, qui nous a été très aimablement offert par le Dr Civatte, chef de laboratoire dans le Service de M. Darier, à Saint-Louis, était un extrait alcoolique de foie de fœtus, riche en *treponema pallidum.* Une centaine de nos réactions ont été faites avec cet antigène.

Le réactif que nous avons le plus communément employé est l'antigène fourni par la Tauenzienapoteke de Berlin, et préparé par extraction éthérée d'organes frais de cobaye (cœur et foie). Nous n'avons jamais relevé, dans nos examens, une seule erreur due à l'emploi de cet antigène.

Chaque flacon d'antigène, avant d'être employé,

était titré par nous. Ce titrage nous donnait des résultats différents de ceux qu'indiquait le laboratoire allemand qui avait fait un titrage antérieur.

Nous titrions par la méthode habituelle aux sérologistes. Au moyen de complément de cobaye, de globules rouges de mouton et d'ambocepteur lapin-mouton, nous cherchions d'abord quelle dose d'antigène syphilitique empêchait l'hémolyse. Nous cherchions, d'autre part, à quelle dose d'antigène apparaissait la réaction de Wassermann chez un syphilitique certain (ayant déjà donné une réaction positive), et nous choisissions nos trois doses d'antigène à employer entre les deux limites extrêmes indiquées par notre titrage, mais en préférant des doses voisines de la dose maxima. Nous croyons, en effet, qu'il est très important d'employer des antigènes forts et que beaucoup de divergences dans les statistiques des expérimentateurs viennent des variations des quantité d'antigène dont ils se sont servi. Nous notons, à l'appui de cette manière de voir, et on le constatera dans les tableaux de résultats publiés ci-dessous, que la réaction de Wassermann est toujours plus nette dans le troisième tube qui contient la plus forte dose d'antigène, que dans les deux premiers, et on remarquera de nombreux cas où il y a une véritable graduation du résultat, dans les trois tubes, allant de la plus faible dans le premier, à la plus forte dans le troisième. Nous n'allons pas, cependant, laisser entendre que nous comparons la réaction de Wassermann à un dosage de chimie minérale, et qu'elle comporte des relations constantes et numérales entre les doses d'antigène employées et la quantité des globules rouges précipités, ou mieux d'ambocepteur et de complément fixés.

Ceci serait d'autant plus exagéré que la nature des antigènes syphilitiques est très variable, mais, c'est du moins notre avis, pas indifférente. On a employé avec succès, comme antigène syphilique, de la cholestérine et de l'extrait de pois : c'est entendu ; il n'en reste pas moins incontesté que l'antigène extrait du foie de fœtus syphilitique est le plus sensible et que c'est avec lui qu'on obtient le plus de réactions positives. Les recherches, d'ailleurs, se multiplient pour donner aux antigènes une plus grande sensibilité. Mais, nous serions mal venu si nous attaquions l'emploi d'extrait d'organes autres que le foie de fœtus, alors que nous avons travaillé, le plus souvent, avec des extraits de cœur et de foie de cobaye.

B. *Sérum du malade.* — Il est recueilli par nous généralement dans les vingt-quatre heures qui précèdent la réaction. Nous le séparons du caillot et le soumettons pendant une demi-heure à la chaleur de l'étuve à 56 degrés.

C. *Complément de cobaye.* — Nous sacrifions l'animal deux heures avant la réaction, de manière à avoir un sérum le plus frais possible. Nous le diluons, avant l'emploi, dans du sérum chloruré sodique à 9 pour 1.000, à raison de 1 cmc. de sérum de cobaye pour 4 cmc. de sérum artificiel.

D. *Globules rouges de mouton.* — Le sang de

mouton est recueilli à l'abattoir en flacon stérile et immédiatement défibriné par agitation avec des billes de verre. Les globules rouges sont lavés dans du sérum artificiel à 9 pour 1.000 par trois centrifugations successives. Conservés à la glacière, ces globules restent utilisables pendant trois jours. Pour les employer dans la réaction, on mélange 1 cmc. de culot de globules à 20 cmc. de sérum à 9 pour 1.000.

E. *Ambocepteur lapin-mouton.* — Ce réactif nous vient, tout dosé, de la Tauenzienapoteke. Nous le conservons à la glacière, sans altération, pendant un mois.

Nous faisons la réaction de Wassermann à 9 tubes. Dans le tube I, nous mettons : 1/10 cmc. de sérum chauffé du malade, 1/10 cmc. d'antigène titré, 1/10 cmc. de sérum dilué de cobaye, 7/10 cmc. de sérum artificiel à 9 pour 1.000.

Dans le tube II, nous mettons : 1/10 cmc. de sérum chauffé du malade, 2/10 cmc. d'antigène titré, 1/10 cmc. de sérum dilué de cobaye, 6/10 cmc. de sérum artificiel à 9 pour 1.000.

Dans le tube III, nous mettons : 1/10 cmc. de sérum chauffé du malade, 3/10 cmc. d'antigène titré, 1/10 cmc. de sérum dilué de cobaye, 5/10 cmc. de sérum artificiel à 9 pour 1.000.

Dans le tube IV, nous mettons : 1/10 cmc. de sérum chauffé du malade, 1/10 cmc. de sérum dilué de cobaye et 8/10 cmc. de sérum artificiel à 9 pour 1.000.

Dans le tube V, nous mettons : 1/10 cmc. d'antigène titré, 1/10 cmc. de sérum dilué de cobaye et 8/10 cmc. de sérum artificiel à 9 pour 1.000.

Dans le tube VI, nous mettons : 2/10 cmc. d'antigène titré, 1/10 cmc. de sérum dilué de cobaye, 7/10 cmc. de sérum artificiel à 9 pour 1.000.

Dans le tube VII, nous mettons : 3/10 cmc. d'antigène titré, 1/10 cmc. de sérum dilué de cobaye, 6/10 cmc. de sérum artificiel.

Dans le tube VIII, nous mettons : 1/10 cmc. de sérum dilué de cobaye et 9/10 cmc. de sérum sodique à 9 pour 1.000.

Dans le tube IX : nous mettons : 1/10 cmc. de sérum artificiel à 9 pour 1.000.

Puis, nous portons ces tubes à l'étuve à 37 degrés pendant une heure et demie. Au bout de ce temps, nous ajoutons :

Dans les tubes I, II, III, IV, V, VI, VII et VIII, 1/10 cmc. d'ambocepteur lapin-mouton et 1/10 cmc. d'émulsion de globules rouges de mouton, dont la préparation a été indiquée plus haut.

Dans le tube IX, nous mettons 1/10 cmc. d'émulsion de globules rouges de mouton; puis nous reportons à l'étuve à 37 degrés pendant une demi-heure. Au bout de ce temps, la réaction est effectuée, mais il est nécessaire, pour lire nettement les résultats, de centrifuger les tubes ou d'attendre au lendemain matin, la réaction étant faite dans l'après-midi.

Pour la notation des résultats, nous examinons le degré d'hémolyse dans les tubes I, II et III. Si l'hémolyse est complète, sans culot aucun, fût-il très léger, nous déclarons la réaction négative. Si le liquide est absolument incolore au-dessus du culot des globules sédimentés, nous déclarons la réaction positive. Entre ces deux résultats bien nets, nous obtenons très fréquemment des hémolyses et des sédimentations partielles, que nous notons alors comme : réaction incomplètement positive, ou incomplètement négative, ou subpositive et subnégative.

Le résultat n'est pas le même dans les trois tubes. Comme nous l'avons dit plus haut, et comme on le verra, en se reportant aux tableaux que nous publions ci-dessous, c'est dans le tube III, qui contient la plus forte dose d'antigène, que la réaction est le plus accusée dans le sens positif. Nous considérons systématiquement comme nulle, toute réaction où un ou plusieurs des tubes témoins IV, V, VI, VII et VIII, présente un culot de globules rouges, ce culot fût-il très minime. Nous tenons pour nulle, également, une réaction où le tube IX présente une hémolyse.

Dans toutes les réactions, dont nous publions cidessous le résultat, nous avons pratiqué, simultanément au Wassermann, une réaction simplifiée, dont la technique a été exposée par MM. Levaditi et Latapie. Voici quelle est cette technique :

La réaction comporte trois tubes. Dans le tube I, on met : 1/10 cmc. d'antigène titré, 1/10 cmc. de sérum frais du malade, 8/10 cmc. de sérum chloruré sodique à 9 pour 1.000.

Dans le tube II, on met : 2/10 cmc. d'antigène titré, 1/10 cmc. de sérum frais du malade, 7/10 cmc. de sérum artificiel à 9 pour 1.000.

Dans le tube III, on met : 1/10 cmc. de sérum frais du malade, 9/10 cmc. de sérum artificiel à 9 pour 1.000.

Puis, on porte à l'étuve à 37 degrés pendant une heure

et demie. Au bout de ce temps, on ajoute dans chacun des trois tubes : 1/10 cmc. d'émulsion de globules rouges de mouton et on reporte à l'étuve à 37 degrés pendant une demi-heure. Au bout de ce temps, la réaction est achevée.

On voit que la différence du Levaditi-Latapie avec le Wassermann consiste à utiliser le complément humain, qui existe dans le sérum du malade, recueilli fraîchement, au lieu du complément de cobaye, et l'ambocepteur antimouton qui existe fortuitement chez l'homme à l'état normal, au lieu de l'ambocepteur lapin-mouton.

Toute sédimentation globulaire dans le tube témoin III entraîne la nullité de la réaction.

Le Levaditi-Latapie a, croyons-nous, l'avantage sur le Wassermann de donner des résultats plus sensibles que ce dernier, peut-être trop sensibles même, car nous avons vu trois cas où le Levaditi-Latapie était positif, alors que le Wassermann était négatif, et les probabilités cliniques donnaient raison au Wassermann. Le Levaditi-Latapie est aussi d'exécution plus délicate que le Wassermann et l'on a une proportion sensiblement plus élevée de réactions nulles. Enfin, il nécessite l'emploi de sérum du malade recueilli, au maximum depuis vingt-quatre heures, condition qui ne peut pas toujours être réalisée, dans la clientèle de campagne.

Pour la technique des deux réactions, nous signalons encore qu'après la prise de chaque réactif, les pipettes qui ont servi à cette prise doivent être soigneusement lavées, d'abord à l'eau distillée, puis à l'alcool fort, qu'on évaporera ensuite très soigneusement, enfin au sérum artificiel à 9 pour 1.000. Ces opérations de lavage des pipettes ont, croyons-nous, une grande importance : beaucoup d'insuccès sont dus à ce qu'elles ont été faites négligemment.

Enfin, l'on ne saurait être trop scrupuleux dans l'élimination de tous les résultats qui ne présentent pas une hémolyse absolument complète dans les tubes témoins. C'est, à notre avis, une règle qu'il ne faut jamais enfreindre.

II

LES RÉACTIONS DE WASSERMANN ET DE LEVADITI-LATAPIE ET LE DIAGNOSTIC DE LA SYPHILIS

Nous tenons à donner, au début de ce chapitre, un aperçu des pourcentages en résultats positifs et négatifs obtenus par les principaux auteurs qui ont pratiqué la réaction de Wassermann.

Dans la syphilis primaire, Wassermann et Neisser accusent 73 pour 100 de résultats positifs; Müsham, 10 pour 100; Hoffmann, 50 pour 100; Citron et Blaschteo, 89 pour 100. Levaditi, faisant 7 examens chez des malades porteurs d'un accident primitif datant de quinze jours, obtient 2 résultats positifs et 5 négatifs; pour 7 autres examens chez des malades porteurs d'un accident primitif datant de trente jours, il obtient 4 positifs et 3 négatifs.

Dans la syphilis secondaire, Wasserman et Neisser donnent un pourcentage de 73 positifs; Hoffmann, de 82; Fleischmann, de 96. En général, tous les pourcentages fournis par les divers auteurs sont, à cette époque, très élevés.

Dans la syphilis tertiaire, Wassermann et Neisser continuent à donner leur pourcentage de 73 positifs;

Hoffmann, 88 pour 100; Citron, 91 pour 100; Levaditi, 62 pour 100; Ledermann, 96 pour 100.

Chez les malades ayant eu la syphilis, sans accidents actuels, les résultats sont naturellement très variables. Citron trouve 25 pour 100 de positifs; Wasserman, 58 pour 100; Ledermann, 78 pour 100. Friedlander, dont la statistique porte sur 425 examens, donne le pourcentage de 46 positifs.

Les statistiques dans l'hérédo-syphilis sont sans intérêt, parce que portant sur trop peu d'examens.

Dans le tabes, Marschalko obtient 90 pour 100 de positifs, alors que Noguchi n'en a que 25 pour 100. Dans la paralysie générale, Citron donne un pourcentage de 10 pour 100, mais sa statistique porte sur trois examens. Levaditi obtient 93 pour 100 de positifs avec le liquide céphalo-rachidien, 59 pour 100 avec le sérum sanguin.

Chez les malades cliniquement indemnes de syphilis, Levaditi et Latapie ont eu 19 négatifs pour 1 positif, qui a été obtenu chez un lupique; Citron 100 pour 100 de négatifs, de même Fleischmann et aussi Bar et Hœm. La statistique la plus intéressante est celle de Lesser qui, sur 5.000 examens de sérums supposés non syphilitiques, a obtenu seulement deux résultats positifs.

Nous avons puisé ces documents dans la thèse de Huteau, soutenue à Lyon le 26 juillet 1910, et nous ne les avons présentés que pour en conclure à la grande diversité des résultats, d'une part, qui se traduit par des pourcentages très faibles et par des pourcentages de 100 pour 100; de l'accord, d'autre part, qui semble néanmoins établi entre les auteurs sur la plus grande fréquence des résultats positifs à la période secondaire de la syphilis et surtout sur la constance de la négativité de la réaction chez les malades indemnes d'antécédent et d'accident syphilitiques.

En présentant maintenant notre statistique personnelle, nous pensons que les pourcentages exceptionnellement élevés de positifs ou de négatifs que nous avons obtenus chez les syphilitiques ou les non-syphilitiques, ne sont, pas plus que les statistiques précédentes, une preuve sans appel de la justesse des réactions de Wassermann et de Levaditi-Latapie, mais qu'elles légitiment notre opinion sur la valeur clinique de ces réactions.

A. *Les réactions de Wassermann et de Levaditi-Latapie dans la syphilis primaire.*

A lire le tableau I, que nous publions ci-dessous, et qui est consacré aux réactions faites chez les porteurs d'accidents primaires, on trouve un pourcentage très élevé de réactions de Levaditi-Latapie franchement positives : 87,5 pour 100; un pourcentage un peu moindre de 73,6 pour 100 pour les réactions de Wassermann positives.

La proportion des réactions négatives est de 2,7 pour 100 pour le Levaditi-Latapie, de 4,3 pour 100 pour le Wassermann. On reconnaît donc combien cette proportion est faible, et si l'on analyse l'histoire clinique des malades chez lesquels on a trouvé ces réactions négatives, on trouve que ce sont tous des malades au début de leur affection.

Voilà ce que nous avons observé. Nous n'en conclurons pas que, chez tous les malades au début de leur syphilis, la réaction est négative, ce qui est controuvé par notre expérience même; pas non plus que, chez tous les malades ayant un chancre ancien, la réaction doive être toujours positive. Comme nous tenons à le répéter, nous avons eu, si l'on veut, la grande chance de tomber sur des cas favorables à la réaction de Wassermann, et nous sommes heureux que cette chance ait été constante pour les 72 examens que nous avons faits chez les syphilitiques primaires. Nous reconnaissons bien volontiers aussi que chaque opinion vaut pour un laboratoire et pour une méthode et que le grand mérite des travaux, dont les conclusions sont défavorables à la valeur absolue de la réaction de Wassermann, est de rappeler les enthousiastes à la sage attitude du doute scientifique.

B. *Les réactions de Wassermann et de Levaditi-Latapie dans la syphilis secondaire.*

A cette période, nous avons obtenu une statistique vraiment impressionnante en faveur des réactions de Levaditi et de Wassermann.

Alors que Wassermann donne, pour cette période de la syphilis, un pourcentage de 73 positifs — le même que pour la syphilis primaire, — que Fleischmann, qui donne le pourcentage le plus élevé, trouve 96 pour 100 de positifs, nous avons obtenu, nous-même, 99 pour 100 de Levaditi-Latapie positifs et 93 pour 100 de Wassermann. Bien plus, et notre statistique s'étend à 111 examens, nous n'avons jamais obtenu un seul négatif, mais seulement quelques résultats à légère hémolyse. Personne ne nous contestera donc, qu'ayant en mains une pareille statistique nous ne soyons pas autorisé à suspecter fortement un diagnostic de syphilis secondaire chez un malade dont la réaction de Wassermann serait négative. C'est surtout pour ces cas de syphilis secondaire que nous accordons le plus grand crédit à la réaction de Wassermann, et nous pensons qu'il est nécessaire de recourir à l'examen du sang toutes les fois qu'il s'agit de lever des doutes sur un diagnostic porté. Et assez souvent, en pratique dermatologique, ces hésitations dans le diagnostic se présentent à l'occasion de syphilides psoriasiformes, d'alopécie et de céphate persistante, ou même d'une simple plaque muqueuse.

Dans tous ces cas, nous aurions, pour notre part, une foi entière dans le résultat de la réaction de Wassermann, car nous estimons qu'elle présente au plus haut point, à cette période secondaire, toutes les garanties qu'on puisse exiger d'une méthode de diagnostic.

C. *Les réactions de Wassermann et de Levaditi-Latapie dans la syphilis tertiaire.*

Chez les malades atteints de syphilis tertiaire, nous avons trouvé le Wassermann positif dans 82 pour 100 des cas, le Levaditi-Latapie positif dans 92 pour 100 des examens.

La proportion des cas négatifs est, pour le Wassermann comme pour le Levaditi-Latapie, de 2,6 pour 100.

Notre statistique portant sur 39 examens, on voit que nous avons donc trouvé 1 seul cas de syphilis tertiaire où le Wassermann et le Levaditi ont été négatifs. Nous connaissions la malade cliniquement. Voici le résumé très sommaire de son histoire. Mariée à dix-neuf ans, puis divorcée peu après, elle paraît avoir contracté sa maladie pendant la courte période de son mariage, sans toutefois que cela soit bien établi, car, malgré ses dires, il est peu vraisemblable que, depuis son divorce jusqu'à son entrée à l'hôpital, qu'elle fit dans sa trentième année, elle se soit abstenue de tout rapport sexuel. Quoi qu'il en soit, cette malade présentait, à son entrée dans le Service de Dermatologie, deux lésions cervicales pour lesquelles M. Longin porta le diagnostic ferme de gommes syphilitiques. Ayant pratiqué aussitôt un examen du sang, j'obtins un Levaditi-Latapie et un Wassermann négatifs. Encore que, dans toutes ses publications et par tous ses travaux, M. Longin ait beaucoup contribué à consacrer l'autorité clinique du Wassermann, il n'hésita pas, donnant ainsi l'exemple du doute scientifique qu'il recommande toujours aux partisans comme aux adversaires de cette réaction, à instituer pour cette malade un traitement spécifique par quatre injections de Néo-Salvarsan. Le résultat de ce traitement fut excellent : les lésions rétrocédèrent très rapidement. Je fis, après ces quatre injections, un nouveau Wassermann, autant pour voir l'effet sérologique du traitement que pour éprouver la théorie de la réactivation des sérums. Ce nouvel examen fut encore négatif.

D. *Les réactions de Wassermann et de Levaditi-Latapie chez les malades atteints d'affections dites « parasyphilitiques » et chez les hérédosyphilitiques.*

C'est ici que nous avons obtenu les résultats les moins favorables aux réactions de Wassermann et de Levaditi-Latapie. Pour la première, notre pourcentage est de 36 positifs, contre 33 négatifs, pour la seconde de 60 positifs, contre 27 négatifs.

Si nous ajoutons aux pourcentages des réactions entièrement positives ceux des réactions incomplètement positives, nous élevons les chiffres précédents de 36 à 48 pour 100 de Wassermann positifs et de 60 à 69 pour 100 de Levaditi-Latapie positifs. Malgré cela, il reste évident : d'abord, que le Wassermann n'est pas positif chez la moitié des parasyphilitiques et des hérédosyphilitiques, puisque le Levaditi est un aide plus précieux que le Wassermann dans le diagnostic de ces variétés de la syphilis.

Pour ce qui est de la paralysie générale et du tabes, nous avons vu : d'une part, le Wassermann et le Levaditi devenir négatifs chez des malades où les symptômes n'avaient pas été influencés par le traitement, et, dans ce cas, le Wassermann ne pouvait jouer aucun rôle dans la direction du traitement ; d'autre part, une réaction de Wassermann demeurer positive chez un paralytique ayant subi 20 injections de Néo-Salvarsan, aux doses usuelles, ce qui est, à notre avis, un traitement extraordinairement intensif.

Nous ajouterons à ces remarques celle que plusieurs

de nos réactions négatives ont été obtenues chez des malades pour lesquels le diagnostic d'hérédosyphilis n'avait été porté que sous de grandes réserves. Dans un cas, en particulier, la maladie avait été précédemment diagnostiquée sclérose en plaques, mais le médecin, qui nous avait demandé l'examen, en avait fait une paralysie générale : nous avons respecté ce diagnostic et ce cas figure parmi nos réactions négatives chez les parasyphilitiques.

E. *Les réactions de Wassermann et de Levaditi-Latapie, chez les malades ayant eu la syphilis, mais ne présentant plus d'accidents au moment où l'examen du sang a été pratiqué.*

Pour ces malades, on consultera notre tableau V, publié ci-dessous. Nous ne donnons ce tableau qu'à titre documentaire. La grande diversité des cas qui le constituent ne nous permet aucune conclusion intéressante. Notons seulement la possibilité de trouver une réaction positive à une époque éloignée de plusieurs années de l'accident initial, et cela chez des malades énergiquement et régulièrement soignés dès le début, et chez lesquels la syphilis avait eu une évolution bénigne et ne s'était plus manifestée depuis longtemps. Une simple mesure de précaution les amenait dans notre laboratoire.

Un vénérable malade, qui avait contracté la syphilis pendant la guerre de 1870 et dont nous avons fait l'examen en 1913, avait une réaction négative.

F. *Les réactions de Wassermann et de Levaditi-Latapie chez les malades cliniquement indemnes de syphilis.*

Dans cette catégorie de malades, nous rangeons ceux qui n'ont aucun commémoratif de syphilis dans leur passé clinique et pour lesquels, d'autre part, la syphilis a été écartée du diagnostic de leur affection actuelle. La statistique qui nous a été fournie par les examens de sang pratiqués chez ces sujets, et qui porte sur 153 cas observés cliniquement, nous paraît très intéressante par les conclusions auxquelles elle nous conduit.

Nous obtenons, en effet, un pourcentage de 97,7 Wassermann négatifs et 95,7 Levaditi-Latapie négatifs, et le pourcentage de nos réactions franchement positives est de 3,3 pour le Levaditi, de 1,3 pour le Wassermann. Citron, dont les examens sont aussi nombreux que les nôtres (154), donne un pourcentage de 100 pour 100 pour les Wassermann négatifs. Nous aurions pu obtenir semblable statistique, en ne faisant pas figurer sur notre tableau : deux cas de lèpre, où il est classique d'obtenir un Wassermann positif, et deux autres cas où la syphilis aurait pu être très légitimement envisagée. Il s'agissait, en effet, dans ces deux derniers cas : premièrement, d'un malade porteur de chancres mous avec bubon, or, n'ayant pu suivre le malade, nous ne savons pas si l'on n'était pas en présence d'un chancre mixte, à bacilles de Ducrey et à tréponèmes, et, dans ce cas, la réaction incomplètement négative que nous avons obtenue aurait pu être interprétée comme le début d'un Wassermann positif dans une syphilis contractée tout récemment; deuxièmement, d'une femme présentant de l'ictère et de la splénomégalie et dont le mari était mort de paralysie générale. Cependant, le diagnostic de syphilis n'avait pas été porté par le médecin traitant, et, comme nous l'avons dit précédemment, nous nous faisons un devoir d'inscrire sur notre registre de laboratoire, en regard du résultat de Wassermann, le diagnostic textuel qui nous est communiqué.

Le professeur Nicolas, dans une communication retentissante, faite l'an dernier, signale qu'il a obtenu 39 pour 100 de réactions positives chez les non-syphilitiques. Il a bien voulu nous exposer oralement ses conclusions qui sont : que le Wassermann n'est pas seulement positif chez les lépreux et les scarlatineux pour lesquels une réaction positive est classique, mais encore chez des malades très divers, atteints d'affections cutanées banales et qui ont guéri sans traitement spécifique, auquel, d'ailleurs, on ne songeait pas à les soumettre.

Nous avons gardé une impression très forte de cette leçon du maître lyonnais, mais, n'ayant pas obtenu personnellement de résultats comparables aux siens, nous nous permettons de conserver notre opinion de la négativité du Wassermann chez les non-syphilitiques.

Nous avons fait un examen du sang d'un scarlatineux et avons obtenu une réaction négative. Nous avons fait l'examen des sérums de 4 lépreux et avons obtenu 2 réactions positives et 2 réactions négatives.

Notre statistique des Levaditi-Latapie n'est pas semblable comme pourcentage des cas négatifs à celle des Wassermann et, dans les cas où les deux réactions sont de résultats opposés, l'autorité clinique demeure au Wassermann qui était négatif. Les cas dont il s'agit sont : une dermatite bulleuse douloureuse, un prurit chronique et un ulcère de jambe chez une vierge. Dans ces trois cas, le Levaditi-Latapie était franchement positif, le Wassermann négatif. Examinant à nouveau, quelques mois après, le sérum du malade atteint de dermatite bulleuse, alors qu'il était en pleine poussée, nous avons obtenu une concordance du Wassermann et du Levaditi qui, tous deux, étaient négatifs.

Nous conclurons de ceci que les deux réactions doivent être faites simultanément et que, en cas de discordance des résultats, la prépondérance revient au Wassermann, en ajoutant, toutefois, qu'il est plus sage de faire un nouvel examen.

Ainsi, la statistique que nous avons obtenue chez les malades certainement indemnes de syphilis — autant que la syphilis peut être écartée résolument de l'étiologie d'une maladie — nous permet de considérer tous les malades qui ont un Wassermann positif ou même simplement douteux comme étant très suspects de syphilis ; ceux qui ont un Wassermann négatif comme ayant de grandes chances d'être indemnes de syphilis et comme ne pouvant pas bénéficier d'un traitement spécifique.

III

DE LA VALEUR DES RÉACTIONS DE WASSERMANN ET DE LEVADITI-LATAPIE DANS LA DIRECTION DU TRAITEMENT CHEZ LES SYPHILITIQUES ET POUR LE PRONOSTIC DE LA GUÉRISON

Nous allons d'abord publier, pour constituer ce chapitre, une série d'observations très concises que nous relevons sur notre registre de laboratoire et qui portent sur des malades que nous avons suivis cliniquement et sérologiquement.

Observation I. — B... Syphilis secondaire, sans traitement : réaction positive le 15 juin 1912 ; positive après 4 injections de Néo-Salvarsan, le 8 décembre ; négative le 19 avril 1913 après 8 injections de Néo-Salvarsan et 40 injections de cyanure de mercure ; se maintient négative le 29 mai et le 25 juin 1913 sans nouveau traitement.

Observ. II. — B... 21 décembre 1913, accident primitif, tréponèmes : réaction positive ; réaction incomplètement positive le 25 janvier 1914 après 4 injections de Néo-Salvarsan ; devient incomplètement négative le 13 février après une nouvelle injection de Néo-Salvarsan, et se maintient à ce degré le 19 mars et le 13 mai sans nouveau traitement.

Observ. III. — C... Syphilis secondaire non traitée, le 5 juillet 1912 : réaction positive ; devient incomplètement positive le 26 juillet après 20 injections de cyanure ; redevient subpositive le 23 février 1913 après 4 injections de Néo-Salvarsan, puis négative le 19 avril après 8 injections de de Néo-Salvarsan et se maintient le 21 mai sans nouveau traitement. Enceinte, a accouché d'un enfant apparemment sain.

Observ. IV. — C... Chancre non traité, le 20 décembre 1912 : réaction positive ; se maintient positive le 12 janvier 1913 après 3 injections de Néo-Salvarsan ; faiblit un peu le 19 janvier après une nouvelle injection de Néo-Salvarsan ; se maintient le 23 février, puis devient négative le 10 août après 4 nouvelles injections de Néo-Salvarsan ; s'est maintenue négative le 30 novembre, le 14 avril 1914 et le 29 mai sans nouveau traitement.

Observ. V. — C... Chancre au début ; réaction incomplètement négative le 30 janvier 1913 sans traitement ; incomplètement positive le 6 avril après 4 injections de Néo-Salvarsan et 40 de cyanure ; subnégative le 31 mai, négative le 20 juin sans nouveau traitement, a été retrouvée négative le 18 juillet, le 15 août, le 17 octobre, le 21 novembre ; redevenue incomplètement négative pour le Wassermann et incomplètement positive pour le Levaditi ; le 27 décembre, on traite par des suppositoires mercuriels : 23 janvier 1914, réaction négative, réaction subpositive le 27 mars ; ramenée au négatif le 1er mai par suppositoires mercuriels, s'y est maintenue le 29 mai et le 27 juin.

Observ. VI. — D... Syphilis secondaire sans traitement : réaction positive le 26 décembre 1912, devenue incomplètement positive le 16 février 1913, a été trouvée négative le 20 octobre 1913 sans nouveau traitement.

Observ. VII. — D... Syphilis secondaire, maîtresse du précédent : réaction positive le 21 décembre 1912, très atténuée le 12 janvier 1913 par 3 injections de Néo-Salvarsan, négative le 16 février 1913 après une autre injection; s'est maintenue négative les 14 mars, 25 mai, 20 octobre.

Observ. VIII. — B... Syphilis secondaire, non traitée : réaction positive le 13 juillet 1913, incomplètement négative le 22 août 1913 après 4 injections de Néo-Salvarsan, négative le 22 février 1914 après une nouvelle injection, redevenue positive le 15 mars.

Observ. IX. — D... Chancre non traité : réaction positive le 15 septembre 1913, se maintient positive le 20 octobre 1913 après 4 injections de Néo-Salvarsan, devient incomplètement négative le 27 décembre après 4 nouvelles injections de Néo-Salvarsan, subnégative le 6 février 1914, négative le 13 mars, le 24 avril, le 12 juin. Présente alors une plaque suspecte dans la bouche, subit 4 nouvelles injections de Néo-Salvarsan ; son Wassermann et son Levaditi étaient positifs le 20 juillet.

Observ. X. — M... Chancre de la vulve, non traité : réaction positive le 15 juin 1913, incomplètement positive le 18 juillet après 4 injections de Néo-Salvarsan, subnégative le 30 août après 7 injections de Néo-Salvarsan, négative le 7 novembre sans nouveau traitement ; se maintient négative le 1er février 1914. Accouche d'un très bel enfant le 15 février. La réaction a été trouvée négative le 27 février.

Observ. XI. — P... Syphilis remontant à trois ans, traitée intensivement au mercure. Les réactions de Wassermann et de Levaditi ont été constamment trouvées négatives le 20 octobre 1912, le 8 décembre, le 9 février 1913, le 22 juin, le 23 novembre. Au début de mars 1914, accouche au septième mois d'un fœtus macéré pour lequel on n'a pu porter le diagnostic ferme d'hérédosyphilis. La réaction est trouvée négative le 8 mars ; se maintient négative le 29 mars après une injection pour réactivation.

Observ. XII. — S... Syphilis secondaire, traitée par 8 injections de Néo-Salvarsan : réaction négative le 20 décembre 1912, négative le 16 janvier 1913, incomplètement négative le 23 août, redevient négative le 27 octobre après un traitement par suppositoires mercuriels.

Observ. XIII. — T... Syphilis primaire, traitée par 4 injections de Néo-Salvarsan : réaction incomplètement positive le 13 juillet 1913, incomplètement négative le 27 juillet, subnégative le 30 août après une nouvelle injection de Néo-Salvarsan, négative le 28 décembre 1913 après 4 nouvelles injections de Néo-Salvarsan ; se maintient négative le 30 janvier 1914, le 20 mars, le 26 avril, le 12 juin.

Observ. XIV. — J... Accident primitif, non traité : réaction positive le 6 avril 1913, incomplètement positive le 21 mai après 4 injections de Néo-Salvarsan, incomplètement négative le 11 décembre. Présente alors un nouvel accident primitif avec une réaction incomplètement négative le 10 janvier 1914.

Observ. XV. — G... Chancre phagédénique, non traité : réaction positive le 16 janvier 1914, incomplètement positive le 22 février après 4 injections de Néo-Salvarsan, négative le 29 mars après 4 nouvelles injections de Néo-Salvarsan, subnégative le 7 juin après traitement aux suppositoires mercuriels. A été trouvée incomplètement négative par Mlle Jane Erny le 24 juillet après 3 injections de Néo-Salvarsan.

Nous croyons que les indications données par le Wassermann au clinicien sont variables aux différentes époques de la maladie. Tout au début de l'infection, lorsque le Wassermann est encore négatif, sa valeur diagnostique est nulle, sa valeur au point de vue du traitement, considérable. Il est établi, en effet, qu'à cette période de la syphilis primaire, où le Wassermann est négatif, la réaction de Herxheimer ne se produit pas, et que l'on peut instituer un traitement intensif, gage sérieux de guérison. Car, nous avons trouvé, et cela est très aisé à admettre, qu'une syphilis traitée de bonne heure comporte un pronostic de bénignité.

A la période secondaire, il faudra obtenir un Wassermann positif pour légitimer le traitement spécifique. Au cas où, le Wassermann étant négatif, le médecin conserverait des doutes sur la possibilité de la nature syphilitique de la lésion, on pratiquerait un nouvel examen du sang, car on peut toujours suspecter une erreur de technique. Si ce nouvel examen était encore négatif, et, sauf le cas où la présence de tréponèmes aurait été constatée dans la lésion, je ne me croirais pas, personnellement, en droit de passer outre à l'arrêt du laboratoire.

Dans la syphilis tertiaire, nous avons vu qu'on obtenait une certaine proportion de réactions négatives : aussi, doit-on interpréter avec beaucoup de prudence une réaction négative. Le plus sage, selon nous, serait de faire, dans ce cas, au malade, une injection de 30 centigrammes de Néo-Salvarsan pour réactivation, et de pratiquer après un nouvel examen du sang. A propos des cas de réactivations, nous sommes trop mal documenté par nos travaux personnels pour avoir une opinion sur cette question. Nous rapportons, là-dessus, l'enseignement donné par M. le professeur Nicolas, qui, dans le *Lyon Médical* (p. 897, année

1914), considère le phénomène de la réactivation comme très irrégulier et ne pouvant servir à reconnaître si la maladie est incomplètement éteinte. Il a toutefois obtenu la réactivation dans 60 pour 100 des cas.

Chez les parasyphilitiques et les hérédosyphilitiques, la valeur de la réaction au point de vue clinique est, comme nous l'avons écrit précédemment, très incertaine, car elle ne renseigne pas sur l'efficacité du traitement. Le sérum du malade peut être absolument négatif et l'évolution de la maladie rapide.

Nous avons voulu surtout, dans ce chapitre, montrer le rôle que joue le Wassermann dans le traitement d'un malade suivi en clientèle ou à l'hôpital. Dans la pratique, voici ce qui se passe habituellement. Le malade se présente au médecin, porteur d'un accident dont la nature syphilitique est généralement diagnostiquée et confirmée par un Wassermann positif. On institue donc le traitement. M. Longin, auquel nous devons toutes nos connaissances dermatologiques, pratique, d'abord, une double série d'injections mercurielles et arsenicales : la première, constituée par vingt injections quotidiennes de 1 centimètre cube de mercure intraveineux, la seconde, par quatre injections de Néo-Salvarsan, espacées l'une de l'autre par un intervalle d'une semaine, et dosées progressivement à 30, 45, 60 et 75 centigrammes de Néo-Salvarsan. On accorde au malade un repos minimum de huit jours, puis on pratique un examen du sang, qui commande la continuation du traitement ou permet un délai.

Si le Wassermann n'est pas, au moins, subnégatif et

le Levaditi-Latapie incomplètement négatif, on reprend le traitement par vingt nouvelles injections de cyanure associées à quatre injections de Néo-Salvarsan, dosées, cette fois, à 45, 60, 75 et 90 centigrammes. Chez la femme, chaque dose peut être, pour plus de prudence, abaissée de 15 centigrammes.

Généralement, après ce traitement, nous avons obtenu une réaction négative. Mais il est des cas, cependant, où le Wassermann se maintient encore à un certain degré de positivité. Dans ces cas, on fait une troisième série de quatre injections de Néo-Salvarsan, ou bien on se contente d'un traitement mercuriel.

Si, après douze injections de Néo-Salvarsan, pratiquées consécutivement dans les cinq mois qui suivent le diagnostic de la maladie, la réaction de Wassermann demeure positive, on peut considérer la positivité comme irréductible et on ne peut en tirer d'indication pour poursuivre le traitement.

Ces cas de réactions irréductiblement positives sont d'ailleurs très rares, et nous voyons, le plus souvent, le Wassermann devenir négatif après huit injections de Néo-Salvarsan associées ou non au traitement mercuriel. Il arrive fréquemment que le Wassermann atténue lentement sa positivité et ne devienne négatif que deux ou trois semaines après la cessation du traitement.

La réaction négative une fois obtenue, on ne devra jamais conclure à la guérison de la syphilis. De nouveaux examens devront être pratiqués chaque mois pendant la première année, tous les deux ou trois mois pendant la deuxième année, et trois fois, au moins, pendant la troisième année. Si le Wassermann demeure rigoureusement négatif pendant toute cette période, on sera en droit de considérer la syphilis comme pratiquement guérie. Cependant cette manière de voir souffre quelques réserves. Nous avons, en effet, vu un cas où le Wassermann était demeuré, pendant une période de plus d'une année, constamment négatif et où cependant, la malade accoucha prématurément d'un fœtus macéré, sans présenter elle-même d'accident. Le diagnostic d'hérédosyphilis ne fut pas porté d'une manière rigoureuse, cependant, le cas était impressionnant. Dès que la malade fut rétablie, je fis un nouvel examen qui maintint la constance de la négativité. M. Longin pratiqua une injection de Néo-Salvarsan pour réactivation : le Wasserman demeura négatif. Ceci date de 1913, nous avons revu plusieurs fois la malade en 1914, jamais elle n'a présenté d'accident.

M. Longin, par mesure de prudence, recommande toujours de ne pas trop se confier à un Wassermann constamment négatif et de pratiquer, de temps à autre, une cure de réactivation.

Cette insécurité d'un premier Wassermann négatif est surtout caractéristique pour les réactions obtenues chez les syphilitiques primaires. Nous avons vu, en effet, assez souvent ces malades nous donner des réactions négatives après quatre injections de Néo-Salvarsan, et, en les suivant sérologiquement pendant une année, cette négativité ne se maintenait pas. Néanmoins, nous tenons pour bénigne une syphilis traitée à la période initiale et nous estimons qu'elle nécessite une thérapeutique moins prolongée qu'à toute autre période. Dans la syphilis secondaire, nous obtenons généralement une réaction négative après huit injections de Néo-Salvarsan, et cette réaction se maintient assez bien.

Le professeur Nicolas a publié un article où il dénonce les fluctuations du Wassermann, sans raison clinique apparente.

Il confirme ainsi, de sa haute autorité dermatologique, la proposition, que nous posions tout à l'heure, de la nécessité de refaire le Wassermann assez fréquemment, afin de prévoir les accidents.

Pour ce qui est du pronostic de guérison de la syphilis, nous estimons, avec M. Longin, qu'il est possible de tenir une syphilis pour guérie, lorsque, sévèrement soignée pendant un an, elle ne se manifeste plus sérologiquement ni cliniquement pendant une période de deux années. Au bout de ce temps, le mariage du syphilitique peut être autorisé.

IV

TABLEAUX STATISTIQUES

DES RÉACTIONS DE WASSERMANN ET DE LEVADITI-LATAPIE

Faites au Laboratoire de l'Hôpital de Dijon, du 1er juin 1912 au 31 juillet 1914.

Notation des résultats:
- H_0 hémolyse nulle ;
- H_1 hémolyse faible ;
- H_2 hémolyse forte ;
- H_3 hémolyse complète.

Nous employons l'abréviation usuelle du Σ pour remplacer le mot syphilis, et nous lui ajoutons les chiffres 1, 2 et 3 pour désigner les trois périodes de la maladie.

TABLEAU I

Réactions faites chez des malades présentant des accidents syphilitiques primaires.

Nos d'ordre	Diagnostics cliniques	Traitement antérieur	Levaditi-Latapie	Wassermann	Observations
1.	Chancre de la verge . .	nul	H_0 H_0	H_0 H_0 H_0	
2.	Chancre vulvaire	nul	H_0 H_0	H_0 H_0 H_0	
3.	Phymosis suspect . . .	nul	H_0 H_0	H_0 H_0 H_0	
4.	Chancre Σitique	nul	H_2 H_2	H_2 H_2 H_2	Chancre au début.
5.	Chancre anal	nul	H_0 H_0	H_0 H_0 H_0	
6.	Accident primaire . . .	nul	H_0 H_0	H_0 H_0 H_0	
7.	Chancre du gland. . . .	nul	H_0 H_0	H_0 H_0 H_0	
8.	Chancre Σitique.	nul	H_0 H_0	H_0 H_0 H_0	
9.	Chancre Σitique.	nul	H_2 H_2	H_3 H_3 H_3	Date de 8 jours.
10.	Chancre du prépuce . .	nul	H_0 H_0	H_0 H_0 H_0	
11.	Accident primaire . . .	nul	H_0 H_0	H_0 H_0 H_0	
12.	Chancre du gland. . . .	nul	H_0 H_0	H_0 H_0 H_0	
13.	Chancre du gland. . . .	nul	H_0 H_0	H_0 H_0 H_0	
14.	Accident primitif. . . .	nul	H_0 H_0	H_0 H_0 H_0	
15.	Chancre vulvaire. . . .	1 inj. Néo-Salv.	H_1 H_1	$H_1 {}^1/_2$ H_1 H_1	
16.	Accident primitif. . . .	nul	H_0 H_0	H_0 H_0 H_0	

Nos d'ordre	Diagnostics cliniques	Traitement antérieur	Levaditi-Latapie	Wassermann	Observations
17.	Chancre du gland. . . .	1 inj. Néo-Salv.	H_0 H_0	H_1 H_1 H_0	
18.	Chancre du gland. . . .	3 inj. Néo-Salv.	H_0 H_0	H_0 H_0 H_0	
19.	Chancre du vagin . . .	nul	H_0 H_0	H_0 H_0 H_0	
20.	Chancre du gland. . . .	nul	H_0 H_0	H_0 H_0 H_0	
21.	Chancre Σitique.	nul	H_0 H_0	H_0 H_0 H_0	
22.	Chancre Σitique.	3 inj. Néo-Salv.	H_0 H_0	H_1 H_1 H_1	
23.	Chancre tenace.	4 inj. Néo-Salv.	H_0 H_0	H_0 H_0 H_0	
24.	Chancre vulvaire. . . .	nul	H_0 H_0	H_0 H_0 H_0	
25.	Chancre Σitique diphtér.	nul	H_0 H_0	H_0 H_0 H_0	
26.	Chancre Σitique.	nul	H_0 H_0	H_0 H_0 H_0	
27.	Accident primitif	nul	H_0 H_0	H_1 $H^1/_2$ H_0	Observation de tréponèmes.
28.	Chancres multiples. . .	nul	$H_1{}^1/_2$ H_2	H_3 H_3 H_3	Datant de 8 jours.
29.	Accident primitif. . . .	nul	H_0 H_0	H_0 H_0 H_0	
30.	Chancre Σitique.	nul	H_0 H_0	H_0 H_0 H_0	
31.	Chancre Σitique	4 inj. Néo-Salv.	H_0 H_0	H_1 H_0 H_0	
32.	Chancre vaginal.	nul	H_0 H_0	H_0 H_0 H_0	
33.	Accident primitif. . . .	nul	H_0 H_0	H_0 H_0 H_0	
34.	Accident primitif. . . .	nul	H_0 H_0	H_0 H_0 H_0	
35.	Chancre vulvaire. . . .	4 inj. Néo-Salv.	H_1 H_1	H_2 $H_1{}^1/_2$ $H_1{}^1/_2$	
36.	Chancre Σitique anal. .	4 inj. Néo Salv.	H_0 H_0	$H_1{}^1/_2$ H_1 H_1	
37.	Chancre du gland. . . .	nul	H_0 H_0	H_0 H_0 H_0	
38.	Chancre du gland. . . .	excision	H_0 H_0	H_0 H_0 H_0	
39.	Chambre vulvaire. . . .	nul	H_0 H_0	H_0 H_0 H_0	
40.	Chancre diphtéroïde . .	nul	H_0 H_0	$H_1{}^1/_2$ $H_1{}^1/_2$ H_1	
41.	Chancre au début . . .	nul	H_0 H_0	H_0 H_0 H_0	
42.	Chancre induré.	nul	H_0 H_0	$H_1{}^1/_2$ $H_1{}^1/_2$ $H_1{}^1/_2$	Pas de tréponèmes
43.	Chancre diphtéroïde . .	4 inj. Néo-Salv.	H_1 H_1	$H_1{}^1/_2$ $H_1{}^1/_2$ $H_1{}^1/_2$	
44.	Chancre anal	nul	H_0 H_0	H_0 H_0 H_0	
45.	Chancre du gland . . .	nul	H_0 H_0	H_0 H_0 H_0	
46.	Chancre du gland . . .	nul	H_3 H_3	H_3 H_3 H_3	Au début.
47.	Chancre induré.	nul	H_2 H_3	$H_2{}^1/_2$ $H_2{}^1/_2$ $H_2{}^1/_2$	Pas de tréponèmes
48.	Accident primitif. . . .	nul	H_0 H_0	H_0 H_0 H_0	
49.	Accident primitif. . . .	nul	H_0 H_0	H_0 H_0 H_0	
50.	Chancre anal	2 inj. Néo-Salv.	H_0 H_0	H_0 H_0 H_0	
51.	Chancre de la lèvre . .	nul	H_0 H_0	H_0 H_0 H_0	
52.	Chancre en cicatrisation	nul	H_0 H_0	$H^1/_2$ $H^1/_2$ H_0	Tréponèmes.
53.	Chancre Σitique	nul	H_3 H_2	H_1 H_1 H_1	
54.	Chancre redux	4 inj. Néo-Salv.	H_0 H_0	H_0 H_0 H_0	Accident primitif il y a un an.
55.	Chancre phagédénique .	nul	H_0 H_0	H_0 H_0 H_0	
56.	Chancre en cicatrisation	4 inj. Néo-Salv.	H_2 H_2	$H_2{}^1/_2$ $H_2{}^1/_2$ H_2	
57.	Chancre scrotal.	nul	H_0 H_0	H_0 H_0 H_0	
58.	Chancre de l'amygdale.	nul	H_0 H_0	H_0 H_0 H_0	Diagnostic avec angine de Vincent.
59.	Chancre Σitique.	nul	H_0 H_0	H_0 H_0 H_0	
60.	Chancre du gland. . . .	nul	H_0 H_0	H_0 H_0 H_0	
61.	Chancre vulvaire. . . .	nul	H_0 H_0	H_0 H_0 H_0	

Nos d'ordre	Diagnostics cliniques	Traitement antérieur	Levaditi-Latapie	Wassermann	Observations
62.	Chancre du gland . . .	4 inj. Néo-Salv.	H_0 H_0	H_1 H_1 H_1	
63.	Chancre Σitique	nul	H_0 H_0	H_0 H_0 H_0	
64.	Chancre Σitique	nul	H_0 H_0	H_0 H_0 H_0	
65.	Accident primitif . . .	nul	H_0 H_0	H_0 H_0 H_0	
66.	Chancre du gland . . .	excision	H_0 H_0	H_0 H_0 H_0	
67.	Chancre du gland . . .	excision	H_0 H_0	H_0 H_0 H_0	
68.	Chancre Σitique.	nul	H_0 H_0	H_0 H_0 H_0	
69.	Chancre Σitique.	nul	H_0 H_0	H_0 H_0 H_0	
70.	Chancre Σitique	nul	H_0 H_0	H_0 H_0 H_0	
71.	Chancre induré.	nul	H_0 H_0	H_0 H_0 H_0	Au début.
72.	Chancre en cicatrisation	nul	H_0 H_0	H_0 H_0 H_0	

Donc, dans la syphilis primaire, nous obtenons les résultats suivants :

87,5	pour 100	de Levaditi-Latapie	positifs.
4,3	—	—	incomplètement positifs.
5,5	—	—	incomplètement négatifs.
2,7	—	—	négatifs.
73,6	—	de Wassermann	positifs.
16,6	—	—	incomplètement positifs.
5,5	—	—	incomplètement négatifs.
4,3	—	—	négatifs.

TABLEAU II

Réactions faites chez des malades présentant des accidents syphilitiques secondaires.

Nos d'ordre	Diagnostics cliniques	Traitement antérieur.	Levaditi-Latapie	Wassermann	Observations
1.	Σides papulo-hypertr. .	nul	H_0 H_0	H_0 H_0 H_0	
2.	Roséole	nul	H_0 H_0	H_0 H_0 H_0	
3.	Fausses couches	nul	H_0 H_0	H_0 H_0 H_0	
4.	Accidents secondaires.	nul	H_0 H_0	H_0 H_0 H_0	
5.	Σides papulo-hypertr. .	nul	H_0 H_0	H_0 H_0 H_0	
6.	Σides scrotales.	nul	H_0 H_0	H_0 H_0 H_0	
7.	Σides papulo-squameus.	nul	H_0 H_0	H_0 H_0 H_0	
8.	Σides scrotales.	nul	H_0 H_0	H_0 H_0 H_0	
9.	Σides lupiformes	nul	H_0 H_0	H_0 H_0 H_0	
10.	Accidents secondaires .	3 inj. Néo-Salv.	H_0 H_0	H_0 H_0 H_0	
11.	Roséole.	nul	H_0 H_0	H_0 H_0 H_0	
12.	Σides buccales	2 inj. Néo-Salv.	H_0 H_0	H_0 H_0 H_0	
13.	Σides ulcér. du scrotum.	nul	H_0 H_0	H_0 H_0 H_0	

N^os^ d'ordre	Diagnostics cliniques	Traitement antérieur	Levaditi-Latapie	Wassermann	Observations
14.	Roséole céphalée	nul	H_0 H_0	H_0 H_0 H_0	
15.	Roséole	nul	H_0 H_0	H_0 H_0 H_0	
16.	Accidents secondaires .	nul	H_0 H_0	H_0 H_0 H_0	
17.	Plaques muqueuses . .	nul	H_0 H_0	H_0 H_0 H_0	
18.	Roséole.	nul	H_0 H_0	H_0 H_0 H_0	
19.	Σides papulo-squameus.	1 inj. Néo-Salv.	H_0 H_0	H_0 H_0 H_0	
20.	Σ secondaire	nul	H_0 H_0	H_0 H_0 H_0	
21.	Plaques muqueuses. . .	nul	H_0 H_0	H_0 H_0 H_0	
22.	Σides papulo-hypertr. .	nul	H_0 H_0	H_0 H_0 H_0	
23.	Accidents secondaires .	nul	H_0 H_0	H_0 H_0 H_0	
24.	Σides psoriasiformes . .	nul	H_0 H_0	H_0 H_0 H_0	
25.	Plaques muqueuses. . .	nul	H_0 H_0	H_0 H_0 H_0	
26.	Accidents secondaires .	nul	H_0 H_0	H_0 H_0 H_0	
27.	Plaques muqueuses. . .	nul	H_0 H_0	H_0 H_0 H_0	
28.	Σides psoriasiformes. .	nul	H_0 H_0	H_0 H_0 H_0	
29.	Roséole.	nul	H_0 H_0	H_0 H_0 H_0	
30.	Σides psoriasiformes . .	4 inj. Néo-Salv.	H_0 H_0	$H^{1}/_{2}$ $H^{1}/_{2}$ H_0	Lésions tenaces.
31.	Σides anales	nul	H_0 H_0	H_0 H_0 H_0	
32.	Σides populo-squameus.	nul	H_0 H_0	H_0 H_0 H_0	
33.	Σ pigmentaire	nul	H_0 H_0	H_0 H_0 H_0	
34.	Σides anales	nul	H_0 H_0	H_0 H_0 H_0	
35.	Σides papuleuses	nul	H_0 H_0	H_0 H_0 H_0	
36.	Plaques muqueuses. . .	2 inj. Néo-Salv.	H_0 H_0	H_1 H_1 H_1	
37.	Plaques muqueuses. .	nul	H_0 H_0	H_0 H_0 H_0 .	
38.	Σides papuleuses	1 inj. Néo-Salv.	H_0 H_0	H_0 H_0 H_0	
39.	Σ pigmentaire	4 inj. Néo-Salv.	H_0 H_0	H_1 H_1 H_0	Lésions tenaces.
40.	Σides buccales.	nul	H_0 H_0	H_0 H_0 H_0	
41.	Σides buccales	nul	H_0 H_0	H_0 H_0 H_0	
42.	Σides papuleuses	nul	H_0 H_0	H_0 H_0 H_0	
43.	Accidents secondaires .	nul	H_0 H_0	H_0 H_0 H_0	
44.	Plaques muqueuses. . .	nul	H_0 H_0	H_0 H_0 H_0	
45.	Céphalée-alopécie . . .	nul	H_0 H_0	H_0 H_0 H_0	
46.	Σides buccales	nul	H_0 H_0	H_0 H_0 H_0	
47.	Accidents secondaires .	nul	H_0 H_0	H_0 H_0 H_0	
48.	Accidents secondaires .	nul	H_0 H_0	H_0 H_0 H_0	
49.	Accidents secondaires .	3 inj. Néo-Salv.	H_0 H_0	H_1 H_0 H_0	
50.	Plaques muqueuses. . .	1 inj. Néo-Salv.	H_0 H_0	H_0 H_0 H_0	
51.	Accidents secondaires .	nul	H_0 H_0	H_0 H_0 H_0	
52.	Roséole Σitique.	nul	H_0 H_0	H_0 H_0 H_0	
53.	Σides papuleuses	nul	H_0 H_0	H_0 H_0 H_0	
54.	Accidents secondaires.	nul	H_0 H_0	H_0 H_0 H_0	
55.	Σides papulo-hypertr. .	nul	H_0 H_0	H_0 H_0 H_0	
56.	Accidents secondaires .	nul	H_0 H_0	H_0 H_0 H_0	
57.	Σides buccales.	nul	H_0 H_0	H_0 H_0 H_0	
58.	Σides condylomateuses.	nul	H_0 H_0	H_0 H_0 H_0	

Nos d'ordre	Diagnostics cliniques	Traitement antérieur	Levaditi-Latapie	Wassermann	Observations
59.	Plaques muqueuses. . .	nul	$H_0\ H_0$	$H_0\ H_0\ H_0$	
60.	Σides vulvaires	2 inj. Néo-Salv.	$H_0\ H_0$	$H_0\ H_0\ H_0$	
61.	Σides ulcér. du scrotum.	nul	$H_0\ H_0$	$H_0\ H_0\ H_0$	
62.	Accidents secondaires.	nul	$H_0\ H_0$	$H_0\ H_0\ H_0$	
63.	Plaques muqueuses. . .	nul	$H_0\ H_0$	$H_0\ H_0\ H_0$	
64.	Σides vulvaires	nul	$H_0\ H_0$	$H_0\ H_0\ H_0$	
65.	Σides psoriasiformes . .	nul	$H_0\ H_0$	$H_0\ H_0\ H_0$	Cas de diagnostic guéri par traitement spécifique
66.	Accidents secondaires.	nul	$H_0\ H_0$	$H_0\ H_0\ H_0$	
67.	Accidents secondaires.	3 inj. Néo-Salv.	$H_0\ H_0$	$H_0\ H_0\ H_0$	
68.	Σides papuleuses	nul	$H_0\ H_0$	$H_0\ H_0\ H_0$	
69.	Roséole	nul	$H_0\ H_0$	$H_0\ H_0\ H_0$	
70.	Roséole.	nul	$H_0\ H_0$	$H_0\ H_0\ H_0$	
71.	Σides psoriasiformes . .	3 inj. Néo-Salv.	$H_0\ H_0$	$H_1{}^1/_2\ H_1\ H_1$	
72.	Accidents secondaires .	nul	$H_0\ H_0$	$H_0\ H_0\ H_0$	
73.	Σides ulcéreuses	1 inj. Néo-Salv.	$H_0\ H_0$	$H_0\ H_0\ H_0$	
74.	Accidents secondaires.	nul	$H_0\ H_0$	$H_0\ H_0\ H_0$	
75.	Σides vulvaires	nul	$H_0\ H_0$	$H_0\ H_0\ H_0$	
76.	Σides psoriasiformes . .	nul	$H_0\ H_0$	$H_0\ H_0\ H_0$	
77.	Accidents secondaires.	nul	$H_0\ H_0$	$H_0\ H_0\ H_0$	
78.	Σ pigmentaire	nul	$H_0\ H_0$	$H_1{}^1/_2\ H_1{}^1/_2\ H_1$	
79.	Σides papulo-hypertrop.	nul	$H_0\ H_0$	$H_0\ H_0\ H_0$	
80.	Roséole.	nul	$H_0\ H_0$	$H_0\ H_0\ H_0$	
81.	Roséole.	nul	$H_0\ H_0$	$H_0\ H_0\ H_0$	
82.	Céphalée et alopécie sec.	nul	$H_0\ H_0$	$H_0\ H_0\ H_0$	
83.	Σides papuleuses	2 inj. Néo-Salv.	$H_0\ H_0$	$H_0\ H_0\ H_0$	
84.	Accidents secondaires.	nul	$H_0\ H_0$	$H_0\ H_0\ H_0$	
85.	Roséole	nul	$H_1{}^1/_2\ H_1{}^1/_2$	$H_2\ H_2\ H_1{}^1/_2$	
86.	Accidents secondaires.	3 inj. Néo-Salv.	$H_0\ H_0$	$H_1\ H_1\ H_0$	
87.	Σides vulvaires	nul	$H_0\ H_0$	$H_0\ H_0\ H_0$	
88.	Plaques muqueuses. . .	nul	$H_0\ H_0$	$H_0\ H_0\ H_0$	
89.	Accidents secondaires.	nul	$H_0\ H_0$	$H_0\ H_0\ H_0$	
90.	Syphilides	nul	$H_0\ H_0$	$H_1\ H_1\ H_1$	
91.	Accidents secondaires .	nul	$H_0\ H_0$	$H_0\ H_0\ H_0$	
92.	Σides arciformes.	nul	$H_0\ H_0$	$H_0\ H_0\ H_0$	
93.	Σides papuleuses	nul	$H_0\ H_0$	$H_0\ H_0\ H_0$	
94.	Accidents secondaires.	nul	$H_0\ H_0$	$H_0\ H_0\ H_0$	
95.	Laryngite Σitique . . .	nul	$H_0\ H_0$	$H_0\ H_0\ H_0$	
96.	Accidents secondaires.	nul	$H_0\ H_0$	$H_0\ H_0\ H_0$	
97.	Accidents secondaires.	nul	$H_0\ H_0$	$H_0\ H_0\ H_0$	
98.	Σides psoriasiformes . .	nul	$H_0\ H_0$	$H_0\ H_0\ H_0$	
99.	Σides secondaires. . . .	nul	$H_0\ H_0$	$H_0\ H_0\ H_0$	
100.	Roséole	nul	$H_0\ H_0$	$H_0\ H_0\ H_0$	
101.	Σides anales.	nul	$H_0\ H_0$	$H_0\ H_0\ H_0$	
102.	Σides vulvaires	nul	$H_0\ H_0$	$H_0\ H_0\ H_0$	
103.	Accidents secondaires .	nul	$H_0\ H_0$	$H_0\ H_0\ H_0$	

Nos d'ordre	Diagnostics cliniques	Traitement antérieur	Levaditi-Latapie	Wassermann	Observations
—	—	—	—	—	—
104.	Accidents secondaires.	nul	$H_0 H_0$	$H_0 H_0 H_0$	
105.	Accidents secondaires.	nul	$H_0 H_0$	$H_0 H_0 H_0$	
106.	Accidents secondaires.	nul	$H_0 H_0$	$H_0 H_0 H_0$	
107.	Σides vulvaires	2 inj. Néo-Salv.	$H_0 H_0$	$H_0 H_0 H_0$	
108.	Accidents secondaires.	nul	$H_0 H_0$	$H_0 H_0 H_0$	
109.	Accidents secondaires.	nul	$H_0 H_0$	$H_0 H_0 H_0$	
110.	Roséole	nul	$H_0 H_0$	$H_0 H_0 H_0$	
111.	Σides vulvaires	nul	$H_0 H_0$	$H_0 H_0 H_0$	

Donc, dans la syphilis secondaire, nous obtenons les résultats suivants :

99,1	pour 100	de Levaditi-Latapie	positifs.
0,9	—	—	incomplètement positifs.
0	—	—	incomplètement négatifs.
0	—	—	négatifs.
93,3	—	de Wassermann	positifs.
5,8	—	—	incomplètement positifs.
0,9	—	—	incomplètement négatifs.
0	—	—	négatifs.

TABLEAU III

Réactions faites chez des maladies présentant des accidents syphilitiques tertiaires.

Nos d'ordre	Diagnostics cliniques	Traitement antérieur	Levaditi-Latapie	Wassermann	Observations
—	—	—	—	—	—
1.	Accidents tertiaires . .	nul	$H_0 H_0$	$H_1 H_0 H_0$	
2.	Gommes de la jambe .	nul	$H_0 H_0$	$H_0 H_0 H_0$	
3.	Gomme de la langue. .	nul	$H_0 H_0$	$H_0 H_0 H_0$	
4.	Σ tertiaire du nez . . .	nul	$H_0 H_0$	$H_0 H_0 H_0$	
5.	Syphilome de la lèvre .	nul	$H_0 H_0$	$H_0 H_0 H_0$	
6.	Ulcération linguale. . .	nul	$H_0 H_0$	$H_0 H_0 H_0$	
7.	Gommes de la jambe .	nul	$H_0 H_0$	$H_0 H_0 H_0$	
8.	Gomme de la joue. . .	nul	$H_0 H_0$	$H_0 H_0 H_0$	
9.	Gomme de la jambe. .	nul	$H_0 H_0$	$H_0 H_0 H_0$	
10.	Accidents tertiaires . .	nul	$H_0 H_0$	$H_0 H_0 H_0$	
11.	Σides tubercul. circinées	nul	$H_0 H_0$	$H_0 H_0 H_0$	
12.	Gommes Σitiques du dos	nul	$H_0 H_0$	$H_1 H_1 H_1$	
13.	Σ tertiaire du nez . . .	20 inj. d'hectine	$H_0 H_0$	$H_1 H_1 H_1$	

Nos d'ordre	Diagnostics cliniques	Traitement anterieur	Levaditi-Latapie	Wassermann	Observations
14.	Gommes du visage. . .	4 inj. Néo-Salv.	$H_1\ H_1$	$H_2\ H_2\ H_2$	
15.	Gommes de la jambe. .	nul	$H_0\ H_0$	$H_0\ H_0\ H_0$	
16.	Σ tertiaire.	nul	$H_0\ H_0$	$H_0\ H_0\ H_0$	
17.	Gomme dure-mérienne.	nul	$H_0\ H_0$	$H_0\ H_0\ H_0$	
18.	Gomme du visage . . .	nul	$H_0\ H_0$	$H_0\ H_0\ H_0$	
19.	Lésion de l'aile du nez .	4 inj. Néo-Salv.	$H_1\ H_1$	$H_2\ H_1{}^1/_2\ H_1{}^1/2$	
20.	Gomme cérébrale . . .	nul	$H_0\ H_0$	$H_0\ H_0\ H_0$	
21.	Gomme de l'épaule. . .	nul	$H_0\ H_0$	$H_0\ H_0\ H_0$	
22.	Leucoplasie buccale . .	nul	$H_0\ H_0$	$H_0\ H_0\ H_0$	
23.	Gomme Σitique.	nul	$H_0\ H_0$	$H_0\ H_0\ H_0$	Diagnostic avec lupus.
24.	Gomme Σitique.	nul	$H_0\ H_0$	$H_0\ H_0\ H_0$	
25.	Gomme du frontal. . .	nul	$H_0\ H_0$	$H_0\ H_0\ H_0$	
26.	Gomme Σitique.	nul	$H_3\ H_3$	$H_3\ H_3\ H_3$	
27.	Accidents tertiaires . .	2 inj. Néo-Salv.	$H_0\ H_0$	$H_0\ H_0\ H_0$	
28.	Accidents tertiaires . .	nul	$H_0\ H_0$	$H_0\ H_0\ H_0$	
29.	Gommes de la jambe .	nul	$H_0\ H_0$	$H_0\ H_0\ H_0$	
30.	Gomme de l'épaule . .	nul	$H_0\ H_0$	$H_1\ H_1\ H_1$	
31.	Gommes sur cicat. opér.	nul	$H_0\ H_0$	$H_0\ H_0\ H_0$	
32.	Gomme du bras	nul	$H_0\ H_0$	$H_0\ H_0\ H_0$	Traité pour bacillose sans succès. A guéri par Néo-Salv.
33.	Gomme Σitique.	nul	$H_0\ H_0$	$H_0\ H_0\ H_0$	
34.	Gomme cérébrale . . .	nul	$H_0\ H_0$	$H_0\ H_0\ H_0$	
35.	Gomme de la jambe . .	nul	$H_0\ H_0$	$H_2\ H_1\ H_1$	
36.	Gommes ulcérées. . . .	nul	$H_0\ H_0$	$H_0\ H_0\ H_0$	Diagnostic avec ulcère simple.
37.	Gommes Σitiques. . . .	nul	$H_0\ H_0$	$H_0\ H_0\ H_0$	
38.	Gommes multiples. . .	nul	$H_0\ H_0$	$H_0\ H_0\ H_0$	
39.	Gommes de la jambe .	nul	$H_0\ H_0$	$H_0\ H_0\ H_0$	

Donc, dans la syphilis tertiaire, nous obtenons les résultats suivants :

92	pour 100	de Levaditi-Latapie	positifs.
5,4	—	—	incomplètement positifs.
0	—	—	incomplètement négatifs.
2,6	—	—	négatifs.
82,0	—	de Wassermann	positifs.
6,7	—	—	incomplètement positifs.
6,7	—	—	incomplètement négatifs.
2,6	—	—	négatifs.

TABLEAU IV

Réactions faites chez des malades présentant des accidents parasyphilitiques ou hérédosyphilitiques.

Nos d'ordre	Diagnostics cliniques	Traitement antérieur	Levaditi-Latapie	Wassermann	Observations
1.	Hérédo-Σitique	nul	H_0 H_0	H_0 H_0 H_0	
2.	Aortite Σitique	nul	H_0 H_0	H_2 H_2 H_2	
3.	Paralysie générale . . .	nul	H_3 H_3	H_3 H_3 H_3	
4.	Hérédo-Σitique	nul	H_0 H_0	H_0 H_0 H_0	
5.	Paralysie générale . . .	nul	H_0 H_0	H_0 H_0 H_0	
6.	Hérédo-Σitique	nul	H_0 H_0	H_1 H_1 H_1	
7.	Tabes incipiens	nul	H_0 H_0	H_1 H_1 H_1	Pas d'ant. syph.
8.	Arthropathie tabétique.	nul	H_3 H_3	H_3 H_3 H_3	Ant. syphilitiques.
9.	Tabes	nul	H_0 H_0	H_0 H_0 H_0	Pas d'ant. syph.
10.	Paralysie générale . . .	nul	H_0 H_0	H_2 H_2 H_2	Ant. syphilitiques.
11.	Anévrysme de l'aorte .	nul	H_0 H_0	H_2 H_2 H_2	
12.	Tabes	4 inj. Néo-Salv.	H_0 H_0	H_3 H_3 H_3	
13.	Crises gastriques tabét.	nul	H_0 H_0	H_0 H_0 H_0	
14.	Paralysie générale . . .	nul	H_0 H_0	H_0 H_0 H_0	
15.	Tabes incipiens	nul	H_2 H_2	H_2 H_2 H_2	
16.	Tabes	8 inj. Néo-Salv.	H_3 H_3	H_3 H_3 H_3	Réaction faite avec liquide de C. R.
17.	Paralysie générale . . .	12 inj. Néo-Salv.	H_0 H_0	$H_1 1/2$ H_1 H_1	
18.	Anévrisme de l'aorte .	nul	H_3 H_3	H_3 H_3 H_3	Antécédents syphilitiques.
19.	Leucophasie linguale. .	nul	H_0 H_0	$H_1 1/2$ H_1 H_1	
20.	Tabes	nul	H_1 H_1	H_2 H_2 H_2	
21.	Tabes	nul	H_3 H_3	H_3 H_3 H_3	
22.	Anévrisme aortique . .	nul	H_0 H_0	H_0 H_0 H_0	
23.	Anévrisme de l'aorte . .	nul	H_0 H_0	H_0 H_0 H_0	
24.	Hérédo-syphilis	nul	H_3 H_3	H_3 H_3 H_3	Diagnostic très incertain.
25.	Paralysie générale . . .	nul	H_3 H_3	H_3 H_3 H_3	
26.	Paralysie générale . . .	nul	H_0 H_0	H_0 H_0 H_0	
27.	Hérédo-syphilis	nul	H_3 H_3	H_3 H_3 H_3	
28.	Hérédo-syphilis	nul	H_0 H_0	H_0 H_0 H_0	
29.	Hérédo-syphilis	40 inj. d'hectine	H_0 H_0	H_0 H_0 H_0	Réaction faite avec liquide de C. R.
30.	Paralysie générale . . .	20 inj. Néo-Salv.	H_0 H_0	H_0 H_0 H_0	
31.	Paralysie générale . . .	4 inj. Néo-Salv.	$H_1 1/2$ H_1	H_2 H_2 H_2	La sclérose en plaques avait été précédemment diagnostiquée.
32.	Paralysie générale . . .	nul	H_3 H_3	H_3 H_3 H_3	
33.	Tabes	nul	H_1 H_1	H_3 $H_2 1/2$ H_2	

Nous avons donc obtenu, chez les hérédo- et parasyphilitiques, les résultats suivants :

60 pour 100 de Levaditi-Latapie positifs.
9 — — incomplètement positifs.
3 — — incomplètement négatifs.
27 — — négatifs.

36 pour 100	de Wassermann	positifs.
12 —	—	incomplètement positifs.
18 —	—	incomplètement négatifs.
33 —	—	négatifs.

TABLEAU V

Malades ayant eu la syphilis sans accidents actuels.

($\Sigma 1$ syphilis primaire, $\Sigma 2$ syphilis secondaire, $\Sigma 3$ syphilis tertiaire).

Nos d'ordre	Diagnostics cliniques	Traitement antérieur	Levaditi-Latapie	Wassermann	Observations
1.	$\Sigma 2$ il y a 6 mois	Traitem. mercuriel	H_3 H_3	H_3 H_3 H_3	
2.	$\Sigma 1$ il y a 1 an	Traitem. mercuriel	H_3 H_3	H_3 H_3 H_3	
3.	$\Sigma 3$ il y a 2 mois	Traitem. mercuriel	H_3 H_3	H_3 H_3 H_3	
4.	$\Sigma 3$ il y a 1 an	Traitem. mercuriel	H_3 H_3	H_3 H_3 H_3	
5.	$\Sigma 2$ il y a 4 mois	Traitem. mercuriel	H_0 H_0	H_0 H_0 H_0	
6.	$\Sigma 3$ il y a 2 ans	Traitem. mercuriel	H_0 H_0	H_0 H_0 H_0	
7.	$\Sigma 3$ il y a 1 an.	Traitement faible	H_0 H_0	H_1 H_1 H_1	
8.	$\Sigma 2$ il y a 3 mois	Traitem. mercuriel	H_0 H_0	H_0 H_0 H_0	
9.	$\Sigma 3$ il y a 1 an.	Traitem. mercuriel	H_2 H_2	H_3 H_3 $H_2 1/2$	
10.	$\Sigma 2$ il y a 2 mois	8 inject. Néo-Salv.	H_3 H_3	H_3 H_3 H_3	
11.	$\Sigma 2$ il y a 4 mois	10 inj. Néo-Salv.	H_2 H_2	H_2 H_2 H_2	
12.	$\Sigma 2$ il y a 6 mois	6 inj. Néo-Salv.	H_0 H_0	H_1 H_1 H_1	
13.	$\Sigma 2$ il y a 2 mois	4 inj. Néo-Salv.	H_3 H_3	H_3 H_3 H_3	
14.	$\Sigma 2$ il y a 1 an.	bien traitée	H_3 H_3	H_3 H_3 H_3	
15.	$\Sigma 1$ il y a 4 3 mois . . .	4 inj. Néo-Salv.	H_0 H_0	H_1 H_1 H_1	
16.	$\Sigma 2$ il y a 3 mois	4 inj. Néo-Salv.	H_0 H_0	H_0 H_0 H_0	
17.	$\Sigma 2$ il y a 4 mois	8 inj. Néo-Salv.	H_3 H_3	H_3 H_3 H_3	
18.	Σ il y a 20 ans	Trait. merc. et ioduré	H_2 H_2	H_3 H_3 H_3	
19.	Σ il y a 5 ans.	Trait. merc. et ioduré	H_0 H_0	H_0 H_0 H_0	
20.	$\Sigma 2$ il y a 3 mois	8 inj. Néo-Salv.	H_3 H_3	H_3 H_3 H_3	
21.	$\Sigma 2$ il y a 5 mois	6 inj. Néo-Salv.	H_3 H_3	H_3 H_3 H_3	
22.	$\Sigma 1$ il y a 1 an	Traitement actif	$H_2 1/2$ $H_2 1/2$	H_3 H_3 H_3	
23.	$\Sigma 1$ il y a 4 ans.	Traitement classique	H_3 H_3	H_3 H_3 H_3	
24.	Σ il y a 13 ans.	Traitement classique	H_0 H_0	H_0 H_0 H_0	
25.	$\Sigma 2$ il y a 1 mois	4 inj. Néo-Salv.	H_1 H_1	H_2 H_2 H_2	
26.	Σ très ancienne.	Traitement classique	H_3 H_3	H_3 H_3 H_3	
27.	Σ ancienne.	Bien traitée	H_1 H_1	H_2 H_2 H_2	
28.	Σ ancienne.	Bien traitée	H_0 H_0	H_0 H_0 H_0	
29.	Σ ancienne.	Bien traitée	H_0 H_0	H_1 H_0 H_0	
30.	$\Sigma 2$ il y a 4 mois.	8 inj. Néo-Salv.	H_3 H_3	H_3 H_3 H_3	
31.	Σ ancienne	Trait. faible	H_3 H_3	H_3 H_3 H_3	

Nos d'ordre	Diagnostics cliniques	Traitement antérieur	Levaditi-Latapie	Wassermann	Observations
32.	Σ ancienne	Trait. régulier	H_3 H_3	H_3 H_3 H_3	
33.	Σ ancienne	Traitem. mercuriel	H_0 H_0	H_0 H_0 H_0	
34.	Σ1 il y a 3 mois	4 inj. Néo-Salv.	H_0 H_0	H_0 H_0 H_0	
35.	Σ ancienne	Traitement classique	H_0 H_0	H_0 H_0 H_0	
36.	Σ datant de 20 ans	Pilules de Dupuytren	H_0 H_0	H_0 H_0 H_0	
37.	Σ ancienne	Mercure. 2 inj. N.-S.	H_0 H_0	H_1 H_1 H_1	
38.	Σ1 il y a 2 mois	4 inj. Néo-Salv.	H_0 H_0	H_0 H_0 H_0	
39.	Σ ancienne	Trait. de Fournier	H_0 H_0	H_0 H_0 H_0	
40.	Σ3 il y a 1 an	Bien traitée	H_0 H_0	H_1 H_1 H_1	
41.	Σ1 il y a 20 ans	Tr. class. pend. 8 ans	H_0 H_0	H_0 H_0 H_0	
42.	Σ2 il y a 1 an	2 inj. Néo-Salv.	H_0 H_0	H_0 H_0 H_0	
43.	Σ2 il y a 6 mois	8 inj. N.-S. 40 cyan.	H_3 H_3	H_3 H_3 H_3	
44.	Σ1 il y a 2 mois	4 inj. Néo-Salv.	H_0 H_0	H_0 H_0 H_0	
45.	Σ il y a 3 ans	Trait. mercur. régul.	H_1 H_1	H_2 H_2 H_2	
46.	Σ1 il y a 1 mois	4 inj. Néo-Salv.	H_1 H_1	$H_1{}^1/_2$ $H_1{}^1/_2$ H_1	
47.	Σ2 il y a 1 mois	4 inj. Néo-Salv.	H_1 H_0	H_2 H_2 H_2	
48.	Σ2 il y a 2 ans	2 inj. N.-S. Mercure	H_0 H_0	H_0 H_0 H_0	
49.	Σ2 il y a 2 mois	4 inj. Néo-Salv.	H_2 H_2	$H_{1}{}_1/_2$ H_2 H_2	
50.	Σ2 il y a 4 mois	8 inj. Néo-Salv.	H_3 H_3	H_3 H_3 H_3	
51.	Σ très ancienne	nul	H_0 H_0	H_3 H_3 H_3	Contamination conjugale. Refus de traitement.
52.	Σ1 il y a 4 ans	12 inj. Néo-Salv.	H_2 $H_2{}^1/_2$	H_0 H_0 H_0	
53.	Σ1 il y a 3 mois	8 inj. Néo-Salv.	H_0 H_0	H_3 H_3 H_3	
54.	Σ1 il y a 2 mois	4 inj. Néo-Salv.	$H_2{}^1/_2$ $H_2{}^1/_2$	$H_1{}^1/_2$ $H_1{}^1/_2$ $H_1{}^1/_2$	
55.	Σ2 il y a 1 an	4 inj. Néo-Salv.	H_1 H_0	H_3 H_3 H_3	
56.	Σ2 il y a 2 mois	5 inj. Néo-Salv.	$H_1{}^1/_2$ $H_1{}^1/_2$	H_1 H_1 $H^1/_2$	
57.	Σ2 il y a 2 mois	4 inj. Néo-Salv.	H_2 H_2	H_2 H_2 $H_1{}^1/_2$	
58.	Σ2 il y a 5 mois	8 inj. Néo-Salv.	$H_1{}^1/_2$ $H_1{}^1/_2$	H_3 H_3 H_3	
59.	Σ ancienne	Bien traitée	H_3 H_3	H_2 H_2 H_2	
60.	Σ ancienne	Bien traitée	H_3 H_3	H_3 H_3 H_3	
61.	Σ1 il y a 1 an	8 inj. Néo-Salv.	H_2 H_2	H_3 H_3 H_3	
62.	Σ2 il y a 4 mois	5 inj. Néo-Salv.	H_2 H_2	H_3 H_2 H_2	
63.	Σ1 il y a 3 ans	Mercure	H_0 H_0	H_2 H_2 H_2	
64.	Σ ancienne	Bien traitée	H_3 H_3	H_0 H_0 H_0	
65.	Σ2 il y a 2 ans	Bien traitée	H_1 H_1	H_3 H_3 H_3	
66.	Σ2 il y a 6 mois	4 inj. Néo-Salv.	H_3 H_3	$H_1{}^1/_2$ H_1 H_1	
67.	Σ1 remontant à 43 ans	Très faible	H_0 H_0	H_3 H_3 H_3	
68.	Σ2 il y a 3 mois	8 inj. Néo-Salv.	$H_2{}^1/_2$ H_2	$H_1{}^1/_2$ $H_1{}^1/_2$ $H_1{}^1/_2$	
69.	Σ1 il y a 6 mois	8 inj. Néo-Salv.	$H_2{}^1/_2$ $H_2{}^1/_2$	H_3 H_3 H_3	
70.	Σ1 il y a 4 mois	8 inj. Néo-Salv.	H_0 H_0	H_3 H_3 H_3	
71.	Σ2 il y a 6 ans	Bien traitée	H_3 H_3	H_0 H_0 H_0	
72.	Σ2 il y a 4 mois	8 inj. Néo-Salv.	H_3 H_3	H_3 H_3 H_3	
73.	Chancre il y a 3 mois	4 inj. Néo-Salv.	H_1 H_1	H_3 H_3 H_3	
74.	Σ2 il y a 6 mois	4 inj. Néo-Salv.	H_3 H_3	H_1 H_2 H_2	
75.	Σ1 il y a 3 mois	8 inj. Néo-Salv.	H_3 H_3	H_3 H_3 H_3	
76.	Σ il y a 6 ans	Bien traitée	$H_2{}^1/_2$ $H_2{}^1/_2$	H_3 H_3 H_3	

Nos d'ordre	Diagnostics cliniques	Traitement antérieur	Levaditi-Latapie	Wassermann	Observations
—	—	—	—	—	—
77.	Σ2 il y a 6 mois	8 inj. Néo-Salv.	H_3 H_3	H_0 H_0 H_0	
78.	Σ1 il y a 2 ans	40 inj.cyan.2inj.N.-S.	H_3 H_3	H_0 H_0 H_0	
79.	Σ il y a 4 ans......	Mauvais	H_0 H_0	H_3 H_3 H_3	
80.	Σ ancienne	Bien traitée	H_0 H_0	H_0 H_0 H_0	
81.	Σ1 il y a 3 mois....	7 inj. Néo-Salv.	H_3 H_3	H_3 H_3 H_3	
82.	Σ ancienne	Mal soignée	H_0 H_0	H_3 H_3 H_3	
83.	Σ2 il y a 5 mois	8 inj. Néo-Salv.	$H_2{}^1/_2$ $H_2{}^1/_2$	H_2 H_2 H_2	
84.	Σ ancienne	3 ans de traitement	$H_1{}^1/_2$ $H_1{}^1/_2$	H_3 H_3 H_3	
85.	Σ2 il y a 2 mois	4 inj. Néo-Salv.	H_1 H_1	H_3 H_3 H_3	
86.	Σ ancienne	Bien traitée	H_3 H_3	H_3 H_3 H_3	
87.	Σ1 il y a 3 mois	8 inj. Néo-Salv.	H_3 H_3	H_3 H_3 H_3	
88.	Σ1 il y a 4 mois	8 inj. Néo-Salv.	H_3 H_3	H_2 H_2 H_2	
89.	Σ1 il y a 2 mois	4 inj. Néo-Salv.	H_1 H_1	H_2 H_2 H_2	
90.	Σ il y a 2 ans......	3 inj. Néo-Salv.	$H_1{}^1/_2$ H_1	H_1 H_1 H_1	
91.	Σ il y a 3 ans......	Hectargyre	$H^1/_2$ H_0	H_3 H_3 H_3	
92.	Σ1 il y a 2 mois	4 inj. Néo-Salv.	H_3 H_3	H_2 H_2 H_2	
93.	Σ2 il y a 3 mois	3 inj Néo-Salv.	H_1 H_0	H_0 H_0 H_0	
94.	Σ2 il y a 4 mois	8 inj. Néo-Salv.	H_0 H_0	H_2 H_2 H_2	
95.	Σ1 il y a 6 mois	4 inj. Néo-Salv.	H_2 H_2	H_3 H_3 H_3	
96.	Σ2 il y a 3 mois	8 inj. Néo-Salv.	H_3 H_3	H_3 H_3 H_3	
97.	Σ il y a 20 ans	?	H_3 H_3	H_3 H_3 H_3	
98.	Σ1 il y a 2 mois	4 inj. Néo-Salv.	H_3 H_3	H_3 H_3 H_3	
99.	Σ il y a 2 ans......	4 inj. Néo-Salv.	H_3 H_3	H_3 H_3 H_3	
100.	Σ2 il y a 2 mois	5 inj. Néo-Salv.	H_3 H_3	H_3 H_3 H_3	
101.	Σ2 il y a 3 mois	8 inj. Néo-Salv.	H_3 H_3	H_3 H_3 H_3	
102.	Σ2 il y a 2 mois	4 inj. Néo-Salv.	H_2 H_2	H_2 H_2 H_2	
103.	Σ1 il y a 1 mois	4 inj. Néo-Salv.	H_2 H_2	$H_2{}^1/_2$ $H_2{}^1/_2$ $H_2{}^1/_2$	
104.	Σ il y a 2 ans	4 inj. Néo-Salv.	H_2 H_2	H_2 H_2 H_2	
105.	Σ ancienne	Bien traitée	$H_2{}^1/_2$ $H_2{}^1/_2$	$H_2{}^1/_2$ $H_2{}^1/_2$ $H_2{}^1/_2$	
106.	Σ1 il y a 3 mois	8 inj. Néo-Salv.	H_3 H_3	H_3 H_3 H_3	
107.	Σ1 il y a 3 mois....	8 inj. Néo-Salv.	H_3 H_3	H_3 H_3 H_3	
108.	Σ1 il y a 13 ans	Soignée par Fournier	$H_1{}^1/_2$ H_1	H_2 H_2 H_2	
109.	Σ1 il y a 2 ans.....	Mercure	H_0 H_0	H_0 H_0 H_0	
110.	Σ2 il y a 4 mois	8inj.N.-S. 40de cyan.	H_3 H_3	H_3 H_3 H_3	
111.	Σ1 il y a 3 ans.....	Bien traitée	$H^1/_2$ H_0	$H^1/_2$ $H^1/_2$ $H^1/_2$	

Donc, chez les malades ayant eu la syphilis, mais ne présentant pas d'accidents au moment de l'examen, nous obtenons la statistique suivante :

31 pour 100 de Levaditi-Latapie positifs.
15 — — incomplètement positifs.
17 — — incomplètement négatifs.
36 — — négatifs.
16 — de Wassermann positifs.
14 — — incomplètement positifs.
24 — — incomplètement négatifs.
46 — — négatifs.

TABLEAU VI

Réactions faites chez des malades cliniquement indemnes de tout antécédent ou accident syphilitique.

Nos d'ordre	Diagnostics cliniques	Levaditi-Latapie	Wassermann	Observations
1.	Ictère. Splénomégalie	H_1 H_1	H_2 H_2 H_2	Mari mort de P. G.
2.	Epithélioma facial	H_3 H_3	H_3 H_3 H_3	
3.	Ulcérations tuberculeuses	H_3 H_3	H_3 H_3 H_3	
4.	Eczéma du sein	H_3 H_3	H_3 H_3 H_3	
5.	Chancre mou	H_3 H_3	H_3 H_3 H_3	
6.	Gale infectée	H_3 H_3	H_3 H_3 H_3	
7.	Ulcère de jambe	H_3 H_3	H_3 H_3 H_3	
8.	Chancre mou	H_3 H_3	H_3 H_3 H_3	
9.	Non Σitique	H_3 H_3	H_3 H_3 H_3	
10.	Chancre mou	H_3 H_3	H_3 H_3 H_3	
11.	Métrite	H_3 H_3	H_3 H_3 H_3	
12.	Psoriasis	H_3 H_3	H_3 H_3 H_3	
13.	Sycosis	H_3 H_3	H_3 H_3 H_3	
14.	Non Σitique	H_3 H_3	H_3 H_3 H_3	
15.	Métrite	H_3 H_3	H_3 H_3 H_3	
16.	Prurit	H_3 H_3	H_3 H_3 H_3	
17.	Pyodermite	H_3 H_3	H_3 H_3 H_3	
18.	Ulcération tuberculeuse	H_3 H_3	H_3 H_3 H_3	
19.	Métrite	H_3 H_3	H_3 H_3 H_3	
20.	Ecthyma	H_3 H_3	H_3 H_3 H_3	
21.	Ecthyma	H_3 H_3	H_3 H_3 H_3	
22.	Lichen-plan	H_3 H_3	H_3 H_3 H_3	
23.	Epithélioma	H_3 H_3	H_3 H_3 H_3	
24.	Cancer œsophagien	H_3 H_3	H_3 H_3 H_3	
25.	Ulcère de jambe	H_3 H_3	H_3 H_3 H_3	
26.	Hémorragie cérébrale	H_3 H_3	H_3 H_3 H_3	
27.	Blennorragie	H_3 H_3	H_3 H_3 H_3	
28.	Dégénéré	H_3 H_3	H_3 H_3 H_3	
29.	Métrite	H_3 H_3	H_3 H_3 H_3	
30.	Sclérose en plaques	H_3 H_3	H_3 H_3 H_3	
31.	Tuberculose pulmonaire	H_3 H_3	H_3 H_3 H_3	
32.	Purpura	H_3 H_3	H_3 H_3 H_3	
33.	Métrite	H_3 H_3	H_3 H_3 H_3	
34.	Sporotrichose	H_3 H_3	H_3 H_3 H_3	
35.	Lupus	H_3 H_3	H_3 H_3 H_3	
36.	Psoriasis	H_3 H_3	H_3 H_3 H_3	
37.	Scarlatine	H_3 H_3	H_3 H_3 H_3	
38.	Psoriasis	H_3 H_3	H_3 H_3 H_3	
39.	Psoriasis	H_3 H_3	H_3 H_3 H_3	

Nos d'ordre	Diagnostics cliniques	Levaditi-Latapie	Wassermann	Observations
40.	Métrite	H_3 H_3	H_3 H_3 H_3	
41.	Lupus	H_3 H_3	H_3 H_3 H_3	
42.	Ecthyma	H_3 H_3	H_3 H_3 H_3	
43.	Métrite	H_3 H_3	H_3 H_3 H_3	
44.	Epilepsie	H_3 H_3	H_3 H_3 H_3	
45.	Ulc. de jambe. Exost. tibiale.	H_3 H_3	H_3 H_3 H_3	
46.	Σlophobie	H_3 H_3	H_3 H_3 H_3	
47.	Prurit	H_3 H_3	H_3 H_3 H_3	Réaction faite avec liquide de C. R.
48.	Ulcère de jambe	H_3 H_3	H_3 H_3 H_3	
49.	Métrite	H_3 H_3	H_3 H_3 H_3	
50.	Psoriasis	H_3 H_3	H_3 H_3 H_3	
51.	Pas de Σ.	H_3 H_3	H_3 H_3 H_3	
52.	Lèpre	H_0 H_0	H_0 H_0 H_0	
53.	Salpingite	H_3 H_3	H_3 H_3 H_3	
54.	Ulcère	H_3 H_3	H_3 H_3 H_3	
55.	Métrite	H_3 H_3	H_3 H_3 H_3	
56.	Dyshydrose	H_3 H_3	H_3 H_3 H_3	
57.	Kératite	H_3 H_3	H_3 H_3 H_3	
58.	Ulcère de jambe	H_3 H_3	H_3 H_3 H_3	
59.	Métrite	H_3 H_3	H_3 H_3 H_3	
60.	Albuminurie	H_3 H_3	H_3 H_3 H_3	
61.	Ulcér. tubercul. de la langue.	H_3 H_3	H_3 H_3 H_3	
62.	Gale	H_3 H_3	H_3 H_3 H_3	
63.	Métrite	H_3 H_3	H_3 H_3 H_3	
64.	Chancre mou	H_3 H_3	H_3 H_3 H_3	
65.	Papillomes	H_3 H_3	H_3 H_3 H_3	
66.	Anévrisme de l'aorte	H_3 H_3	H_3 H_3 H_3	
67.	Stomatite	H_3 H_3	H_3 H_3 H_3	
68.	Métrite	H_3 H_3	H_3 H_3 H_3	
69.	Paralysies multiples	H_3 H_3	H_3 H_3 H_3	
70.	Sporotrichose	H_3 H_3	H_3 H_3 H_3	
71.	Métrite	H_3 H_3	H_3 H_3 H_3	
72.	Métrite	H_3 H_3	H_3 H_3 H_3	
73.	Ulcère de jambe	H_3 H_3	H_3 H_3 H_3	
74.	Métrite	H_3 H_3	H_3 H_3 H_3	
75.	Gale	H_3 H_3	H_3 H_3 H_3	
76.	Métrite	H_3 H_3	H_3 H_3 H_3	
77.	Sarcome de la dure-mère	H_3 H_3	H_3 H_3 H_3	Diagnostiqué gomme de la dure-mère. Intervention. Examen histologique confirmant le Wassermann.
78.	Ulcère de jambe	H_3 H_3	H_3 H_3 H_3	
79.	Blennorragie	H_3 H_3	H_3 H_3 H_3	
80.	Métrite	H_3 H_3	H_3 H_3 H_3	
81.	Psoriasis	H_3 H_3	H_3 H_3 H_3	Réaction négative obtenue précédemment dans un laboratoire de Zurich.
82.	Conjonctivite	H_3 H_3	H_3 H_3 H_3	
83.	Métrite	H_3 H_3	H_3 H_3 H_3	
84.	Métrite	H_3 H_3	H_3 H_3 H_3	

Nos d'ordre	Diagnostics cliniques	Levaditi-Latapie	Wassermann	Observations
85.	Chancre mou	H_3 H_3	H_3 H_3 H_3	
86.	Gonococcie	H_3 H_3	H_3 H_3 H_3	
87.	Métrite	H_3 H_3	H_3 H_3 H_3	
88.	Herpès génital	H_3 H_3	H_3 H_3 H_2	
89.	Chancre mou. Bubon	H_1 H_1	H_2 H_2 H_2	
90.	Epithélioma	H_3 H_3	H_3 H_3 H_3	
91.	Cancer de la langue	H_3 H_3	H_3 H_3 H_3	
92.	Leucémie	H_3 H_3	H_3 H_3 H_3	
93.	Adénite	H_3 H_3	H_3 H_3 H_3	
94.	Erythème induré de Bazin	H_3 H_3	H_3 H_3 H_3	
95.	Pyodermite	H_3 H_3	H_3 H_3 H_3	
96.	Lupus	H_3 H_3	H_3 H_3 H_3	
97.	Ulcère de jambe	H_3 H_3	H_3 H_3 H_2	
98.	Balanite	H_3 H_3	H_3 H_3 H_3	
99.	Ecthyma	H_3 H_3	H_3 H_3 H_3	
100.	Chancre mou	H_3 H_3	H_3 H_3 H_3	
101.	Blennorragie	H_3 H_3	H_3 H_3 H_3	
102.	Σlophobie	H_3 H_3	H_3 H_3 H_3	
103.	Gomme bacillaire	H_3 H_3	H_3 H_3 H_3	
104.	Métrite	H_3 H_3	H_3 H_3 H_3	
105.	Papillomes	H_3 H_3	H_3 H_3 H_3	
106.	Psoriasis	H_3 H_3	H_3 H_3 H_3	
107.	Œdème de la verge	H_3 H_3	H_3 H_3 H_3	
108.	Plaie de la main	H_3 H_3	H_3 H_3 H_3	
109.	Lèpre	H_3 H_3	H_3 H_3 H_3	
110.	Hypertrophie linguale	H_3 H_3	H_3 H_3 H_3	
111.	Acné	H_3 H_3	H_3 H_3 H_3	
112.	Psoriasis	H_3 H_3	H_3 H_3 H_3	
113.	Albuminurie	H_3 H_3	H_3 H_3 H_3	
114.	Ulcère de jambe	H_3 H_3	H_3 H_3 H_3	
115.	Adénite inguinale	H_3 H_3	H_3 H_3 H_3	
116.	Ulcère de jambe	H_3 H_3	H_3 H_3 H_3	
117.	Psoriasis	H_3 H_3	H_3 H_3 H_3	
118.	Balanite	H_3 H_3	H_3 H_3 H_3	
119.	Prurit sénile	H_3 H_3	H_3 H_3 H_3	
120.	Erythromélalgie	H_3 H_3	H_3 H_3 H_3	
121.	Adénite suppurée	H_3 H_3	H_3 H_3 H_3	
122.	Diabète	H_3 H_3	H_3 H_3 H_3	
123.	Ecthyma	H_3 H_3	H_3 H_3 H_3	
124.	Métrite	H_3 H_3	H_3 H_3 H_3	
125.	Maitresse de Σitique	H_3 H_3	H_3 H_3 H_3	
126.	Ulcère de jambe	H_3 H_3	H_3 H_3 H_3	
127.	Métrite	H_3 H_3	H_3 H_3 H_3	
128.	Métrite	H_3 H_3	H_3 H_3 H_3	
129.	Dermatose exfoliante	H_3 H_3	H_3 H_3 H_3	

Nos d'ordre	Diagnostics cliniques	Levaditi-Latapie	Wassermann	Observations
130.	Angine de Vincent	H_3 H_3	H_3 H_3 H_3	
131.	Métrite	H_3 H_3	H_3 H_3 H_3	
132.	Ulcération banale de la verge.	H_3 H_3	H_3 H_3 H_3	
133.	Σlophobie	H_3 H_3	H_3 H_3 H_3	
134.	Psoriasis	H_3 H_3	H_3 H_3 H_3	
135.	Chancre mou. Bubon	$H_2{}^1/_2$ $H_2{}^1/_2$	$H_2{}^1/_2$ H_3 $H_2{}^1/_2$	
136.	Ulcération linguale	H_3 H_3	H_3 H_3 H_3	
137.	Kraurosis vulvæ	H_3 H_3	H_3 H_3 H_3	
138.	Lèpre	H_3 H_3	H_3 H_3 H_3	Diagnostic douteux.
139.	Métrite	H_3 H_3	H_3 H_3 H_3	
140.	Métrite	H_3 H_3	H_3 H_3 H_3	
141.	Scarlatine	H_3 H_3	H_3 H_3 H_3	
142.	Dermatite polymorphe doul.	H_0 H_0	H_3 H_3 H_3	
143.	Lupus	H_3 H_3	H_3 H_3 H_3	
144.	Lèpre	H_0 H_0	H_0 H_0 H_0	
145.	Bromide bulleuse végétante.	H_3 H_3	H_3 H_3 H_3	
146.	Prurit chronique	H_0 H_0	H_3 H_3 H_3	
147.	Herpès vulvaire	H_3 H_3	H_3 H_3 H_3	
148.	Métrite	H_3 H_3	H_3 H_3 H_3	
149.	Sycosis de la moustache	H_3 H_3	H_3 H_3 H_3	
150.	Lupus	H_3 H_3	H_3 H_3 H_3	
151.	Métrite	H_3 H_3	H_3 H_3 H_3	
152.	Ulcère de jambe	H_0 H_0	H_3 H_3 H_3	Chez une jeune fille vierge.
153.	Trichophytie	H_3 H_3	H_3 H_3 H_3	

Donc, chez les malades cliniquement indemnes de syphilis, soit dans leurs antécédents, soit dans leur affection actuelle, nous obtenons les résultats suivants :

3,3	pour 100	de Levaditi-Latapie	positifs.
1,4	—	—	incomplètement positifs.
0,6	—	—	incomplètement négatifs.
95,7	—	—	négatifs.
1,3	—	de Wassermann	positifs.
0	—	—	incomplètement positifs.
1,0	—	—	incomplètement négatifs.
97,7	—	—	négatifs.

CONCLUSIONS

Des propositions que nous venons d'établir, en nous basant sur les tableaux statistiques des séro-réactions de Wassermann et de Levaditi-Latapie, que nous avons pratiquées, nous présentons les conclusions suivantes :

I. — La réaction de Wassermann devra être pratiquée systématiquement chez tous les malades pour lesquels on porte un diagnostic de syphilis. On lui adjoindra très utilement la réaction de Levaditi-Latapie qui nous paraît plus sensible que la réaction de Wassermann.

II. — Chez les malades atteints de syphilis primaire, nous avons trouvé la réaction de Wassermann positive dans 73,6 pour 100 des cas, et celle de Levaditi-Latapie positive dans 87,5 pour 100 des cas. A cette période de la maladie, une réaction de Wassermann positive, corroborée par une réaction de Levaditi-Latapie positive, établira, sans conteste, le diagnostic de syphilis.

Chez ces mêmes syphilitiques primaires, nous avons obtenu des réactions de Wassermann négatives dans la proportion de 4,3 pour 100 des cas et des réactions de Levaditi-Latapie négatives dans celle de 2,7 pour 100 des cas, et ces résultats ont été obtenus chez des malades au début de leur affection. Donc, étant en présence d'un accident qu'on soupçonne être dû à la syphilis primaire, on recherchera, dans les commémoratifs de la maladie, si l'on est en présence d'un accident au début, ce qui expliquera la négativité de la réaction.

Au point de vue thérapeutique, une réaction négative, chez un syphilitique primaire, autorise un traitement intensif, car elle témoigne que la réaction de Herxheimer n'est pas à redouter.

III. — Chez les malades suspects de syphilis secondaire, une réaction de Wassermann et une réaction de Levaditi-Latapie positives sont nécessaires pour établir le diagnostic de syphilis. Nous n'avons pas trouvé, en effet, une seule réaction négative chez les syphilitiques secondaires et nous ne porterions pas, sur une lésion, le diagnostic d'accident syphilitique secondaire en présence d'une réaction de Wassermann négative.

IV. — Chez les malades atteints de syphilis tertiaire, nous avons trouvé la réaction de Wassermann positive dans 82 pour 100 des cas et celle de Levaditi-Latapie positive dans 92 pour 100. Nous n'écarterons donc pas, dans le diagnostic d'un accident suspect de syphilis tertiaire, la possibilité de la syphilis, en présence d'une réaction négative ; mais nous considérerons les chances de syphilis comme très peu nombreuses. Une cure de réactivation sera tentée et un nouvel examen du sang pratiqué.

V. — Chez les malades atteints de maladies dites « parasyphilitiques » et chez les hérédosyphilitiques, les réactions de Wassermann et de Levaditi-Latapie ne donnent que des indications diagnostiques aléatoires. Elles sont inutiles pour guider la thérapeutique et témoigner de son efficacité.

VI. — Chez les malades ne présentant aucun accident, ni antécédent syphilitique, la réaction de Wassermann est négative dans 98 pour 100 des cas. Donc, ayant institué par précaution un traitement de réactivation, et hors le cas d'un accident primitif au début, on sera autorisé à considérer une réaction de Wassermann négative, corroborée par une réaction de Levaditi-Latapie négative, comme une garantie suffisante pour éliminer la syphilis du diagnostic de l'affection examinée.

Une réaction de Wassermann positive devra faire envisager l'hypothèse de syphilis. Une réaction de Levaditi-Latapie positive n'est pas un signe certain de syphilis.

VII. — Les réactions de Wassermann et de Levaditi-Latapie sont des auxiliaires précieux dans le contrôle de l'efficacité du traitement et donnent les indications thérapeutiques dans la syphilis.

Un ancien syphilitique ayant eu, pendant les deux années consécutives à l'année de la contamination, des réactions de Wassermann et de Levaditi-Latapie constamment négatives et n'ayant jamais présenté de nouveaux accidents, peut-être pratiquement considéré comme guéri.

BIBLIOGRAPHIE

GARIN et LAURENT. — Séro-réaction de Wassermann pour le diagnostic de la syphilis *(Lyon Médical*, 1910, t. I, p. 720).

HUTEAU. — *La réaction de Wassermann* (thèse de Lyon, 1910).

LONGIN. — La réaction de Wassermann dans le diagnostic et le traitement de la syphilis *(Bourgogne Médicale*, 1913).

MASSIA. — Observations sur la réaction de Wassermann d'après une statistique de 1.500 cas *(Lyon Médical*, 1914, p. 894).

NICOLAS et CHARLET. — A propos de la réactivation de la réaction de Wassermann *(Lyon Médical*, 1912, t. I, p. 1472).

NICOLAS et GATÉ. — La réaction de Wassermann a-t-elle une valeur absolue? 39 pour 100 de réactions positives chez les non-syphilitiques *(Lyon Médical*, 1914, p. 897).

NICOLAS et CHARLET. — Variations de la réaction de Wassermann faite en série chez les syphilitiques traités *(Annales de Dermatologie*, avril 1914).

PISCHER. — Valeur de la réaction de Wassermann *(Lyon Médical*, 1910, t. II, p. 133).

TABLE DES MATIÈRES

Lyon. — Imprimerie A. Rey, 4, rue Gentil. — 69740

www.ingramcontent.com/pod-product-compliance
Ingram Content Group UK Ltd.
Pitfield, Milton Keynes, MK11 3LW, UK
UKHW021112290826
14628UKWH00014B/1867

9 782014 114607